文化のシリーズ① 気功と健康

李先生の気功健康講座

李 瑞星

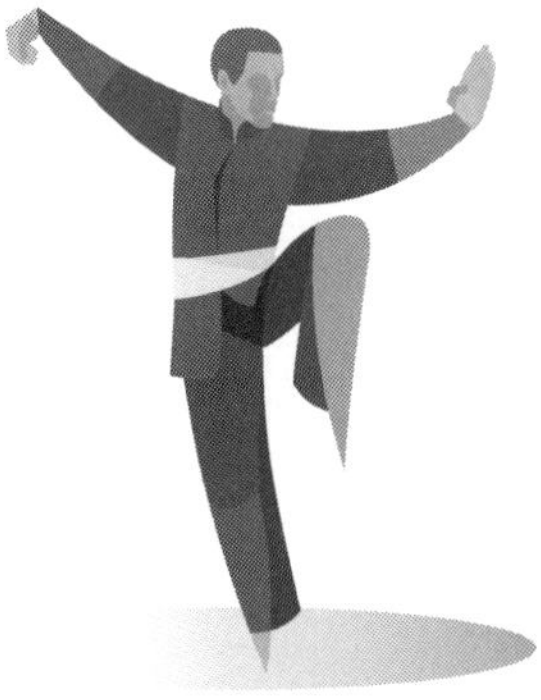

元就出版社

まえがき——私と気功

私は一九六三年、北京で生まれ、一九八八年に日本へやってきたが、来日前から、ずっと気功に興味を持っていた。

一九九一年、先輩の紹介で、今の気功の先生に巡り会った。先生の愛称は「老仏爺《ろうふおいえ》」という。この先生は生来、いろいろな能力を持っている。その上、絶え間なく研鑽、努力を四十年も積むことによって、先生独自な練習方法を編み出したのだ。

先生は自分の「気」のエネルギーで脳や心臓の病気、癌など様々な難病を治療して今まで一度も失敗したことはなかった。しかし、因果関係が原因となって相手への治療ができない時は別だ。先生は、「李君、気功は練習の積み重ねであり、研究して出来上がるものではない、頑張って練習して下さい」と言ってくれた。

そこで、私は日本へ来てからも、ずっと出張整体の仕事をしながら気功の訓練を重ねている。練習の環境が厳しいことは知っているが、毎日体力が続く限り練習に頑張っている。時々、練習の最中、患者さんから仕事の依頼の電話がくるが、それもお断りしている。そういう時は残念で仕方がない。

一　気と肉体は大きな宇宙

✲気功・瑜伽《ヨガ》・太極拳の目的、気と体の仕組み

気功は中国の四千年ほどの歴史を持つ健康法だ。気功の基礎である動功の提肛収腹《ていこうしゅうふく》（＝提収《ていしゅう》）は、ひと言で言えば内臓のマッサージだと私は考えている。

気功は、「動功」と「静功（座禅）」に分けられる。

「動功」は道路のような存在で、「静功」は道路を走っている車だ。道路がなければどんな高級車でも走れないだろう、無理に走れば車が壊れてしまう。気功も同じだ。動功が先に繋がらなければ、いきなり禅に入ると偏りが生じる。一度、気が偏ったら生涯に亘り苦しくなる。要するに、気はそれに合わせて流れている道がある。この道は経絡だ。経絡は通じているとともにエネルギーが充満してから、再び禅に入る。

気功の基礎である動功は、内臓を喜ばせると同時に、体の中の老廃物を大量の汗とともに外に排出させることが目的の一つだ。老廃物を外に出せば、気の流れが良くなる。気の流れが良くなると、免疫系統が自然に働く。免疫系統が元気に働いていれば、邪気などが体に侵入することができない。

だから、詰まった気が流れるように練習する。そうすれば、体内の免疫系統が快調になり、免疫力が高められ、悪い気が体内に侵入しにくくなる。

病気には従来、二つの対応があった。一つ目は西洋医学体系であり、二つ目は東洋（漢方）医学体系である。

そこに三つ目を加えたいと、考えているのは気功の体系である。厳密に言えば気功は病気を治療するのでなく、気を調節する運動法である。本書は三番目の、この体系であり、要するに、気を中心とする健康回復運動法を提案するものだ。

体を悪くするのが、まず疲労で、それから病気になる。本書の目的は、気功の訓練を通じて疲労を解かす。疲労を解かさないと、病気になる。病気になると手術をするだろう。手術っていうのは誰でもいやだ。だから、健康を維持するためにも、まず気の活用を理解して欲しい。

孫子の言葉で言い換えれば「戦わなく（内臓に暴力的な方法をせず）、病気（敵）を屈服させる」ということだ。

✻人間の体、地球と気の関係

みなさんに分かりやすいように、例を挙げよう。

一つ目は護気《ごき》で、皮膚の外についている気であり、その役割は邪気から体を守るものだ。これは地球の大気圏に当たる。護気はX線で七センチほど見られるものだ。

二つ目は運気《うんき》と言われる経絡を運行する気であり、その役割は経絡を疎通させるものだ。これは人間同士の信頼関係に当たる。

三つ目は営気《えいき》という血液に流れる気であり、その役割は血液と養分をいろいろな臓器に運ぶのを助けるものだ。これは地球と生物の間の引力に当たる。

まず、護気は大気圏であり、運気は信頼関係であり、営気は引力である。この三つのものはすべて存在するが、これらは目には見えない。

それ以外に血液系統、リンパ系統、神経系統、内分泌系統らを合わせ免疫系統を構成している。この七つの系統は協調しながら、一つに協調し合わさってこそ、体を健康な状態に保てるのである。

✼体の中にある二つの系統

日本には「病は気から」という諺《ことわざ》があり、漢方には「気の道が通じれば痛くない、痛かったら通じていない」という漢方の言い方がある。正確に言えば気功は五臓六腑の間の気を順調に運行するための運動法だ。

人間の体の中には二つの系統がある。

一つは「血液系統・リンパ系統」などの目に見えるもので、もう一つは「経絡・気の循環系統」など、目に見えないものだ。

西洋医学は人間の臓器の間のつなぎが血管・神経・リンパなどによるもので、漢方はそのつなぎが経絡によるものだと考えられている。気の循環系統は人間同士の間の信頼関係のような見えないものだ。西洋医学と漢方はそれぞれの立場から病気を論じる。

実はこの二つの系統は全部つながっている。前者の場合は目に見える範囲で、何か異変があった場合、機器などで調べれば大体分かるはずだ。しかし、後者は見えない。西洋医学で確認することはなかなか容易なことではない。後者は四千年もの歳月を経て伝えられてきたもので、それについては、必ずその理由がある。

病気にかかるとは、西洋医学にはそれなりの理論がある。気（功）の立場から考えれば、体内に循環系統がいくつもあり、問題が出やすいのは「気の循環系統」である。事実、多くの患者さんの悩みは、ほとんどこの「気の循環系統」から出てきた病だ。それが日本でいう「病は気から」ということだ。私は仕事の関係でこのような患者さんをたくさん診てきて西洋医学と漢方は敵対関係ではなく、「陽・陰」と「男・女」のように協力し合う関係だと思う。

✲陰・陽と健康の関係

「陽」とは体に入るもの、あるいは体に接触しているもので、「陰」とは体から出るもの、あるいは離れていくものだ。

分かりやすい例を挙げれば、大損はすなわち大儲けである。

「大損」とは体から離れること、つまり「陰」のことで、汗を出すことである。

「大得」とは体に入ること、「陽」のことで、健康になることだ。

私の患者のYさんは、毎日、必ず無農薬の野菜、高級食材を食べるようにしている。食べるのはいいけれど、それを運動で適切に消化しないと「陰」と「陽」のバランスが崩れる。崩れると「気」の流れが乱れてくる。そうすると体から出すべきものを出すことができなくなり、最後には、スポンジのような悪いものが全部頭蓋骨と頭皮の間に集まってしまう。その結果、苦しい日が毎日続いてしまう。また男性の場合は「加齢臭」になってしまう。

体から出るものは大別すれば六種類ある。

まず①汗と熱、続いて、②性交時に出る愛液、③便、④尿、⑤鼻水、そして⑥痰の種類である

もちろん涙も出るものの一つだ。

人の健康に影響が大きいのは①と②で、私が重要視しているのが、①汗と熱である。汗を出せるかどうかが、健康につながる直接的原因ではないかと思う。

飲食、化粧、ビタミン、コラーゲン等々について、私たちの耳には多くの情報が入ってくる。健康に影響があるのはもちろんのことだ。これはすべて体に入るもの、つまり「陽」である。本当に健康にとって肝心なことは、「出ること」で、要するに「陰」なのである。

気功の基礎である動功の訓練によって、汗が出る時は、皮膚の下の毛穴も活動している。毛穴の下の器官や臓器も運動しているのだ。だから、出すべきものは最大限に出さなければならない。すると、内臓は一生懸命真面目に働く。つまり、「動」の仕事に入る。これが「新陳代謝」だ。

新陳代謝はすべて「動」の循環によりできたものだろうか？　この循環は全部目に見えない働きだ。もし、出すものを出さなければ、それは自ら出口を探さなければならないので、どこかの臓器に向かってしまう。これが、「病気」の始まりだ。

「陰」と「陽」のバランスがとれれば、体は健康になる。バランスが崩れると、「気」の流れが乱れてしまう。「気」の流れが乱れると、病の気、つまり、病気がそこから出てくるのだ。

この世の中のルールでは、永遠に「陰」のものが、「陽」を支配しているのだ。たとえば、『安』という文字は、「うかんむり（宀）」の下は「女」で、「男」ではない。女は陰の代名詞で、男は陽の代名詞だといわれている。体でいえば、五臓六腑のことだ。

つまり、「陰」のものをうまく取り扱えば「陽」に関して問題は起こらない。現代社会の人間が病気になる場合、ほとんど「陰」が原因で問題が起こる。要するに、体から出たものと、体に入るもののバランスがとれないアンバランスな状態になっているわけだ。

大得したいなら、まず大損からだ。そう、出すことだ。

✤気・血と顔のむくみの関係

血をミサイルに例えるなら、気は音波だ。ミサイルが目標に命中できるかどうかは、すべて音波の誘導次第なのだ。ミサイルがいくら威力があって精密でも、音波の誘導がなければ目標には達しない。それでは意味がない。

音波はいつでもミサイルを前進させることができる。音波を欠いた巡航ミサイルはただの爆弾と同じだ。人間の体内の気も同様だ。

血が体の隅々まで運ばれるか否かは、すべて気の誘導次第だ。もし、何かの原因で気が混乱するなら、血は本来行くべきところまで行き着かないのだ。現実では音波に例えられる気は何らかの原因でよく故障が起きる。

時々こういうことを聞く。「顔色が悪いね」と。

悪いのは血色ではなく、気色だ。病院で血の検査をしても問題にならない。気の検査はできないから……。

顔が浮腫《むく》んでいる中高年の女性は病院でいくら調べても原因が分からない。西洋医学の立場から言えば、ビタミンA、B、C、Dのどれかが足りないことが問題となるかもしれない。気功の立場から考えれば、むくみは「気」の流れが悪い証左なのだ。なぜ混乱するのか、原因はいろいろあるが、大別すれば三つある。

一つ目は怒ること。二つ目は飲食に関係すること。そして、三つ目は運動をしないことだ。この三つの中で一番大きいと考えられるのが運動をしないことだ。新陳代謝の中で一番重要なのは気の代謝だ。体を動かさないと気の新陳代謝は自然に行なわれない。人間は一日食事しなくても、大事な水さえ飲まなくても大丈夫だが、五、六秒も呼吸しないと息が苦しくなる。

運動する時、口だけの呼吸ではなく皮膚も呼吸している。この皮膚の呼吸が大事なのだ。毛穴から呼吸することで、体内の古いエネルギーをどんどん消費し、そのことで新しいエネルギーの更新ができるわけだ。

血液は健康の源だが、血液中の悪い成分（血栓）は自然治癒の機能を持たない。だから運動を通じて新しくする（老廃物を排出する）しかない。運動は必ず内臓を楽にする。内臓の調子に合わない運動をすれば、体はもっと悪くなる。

気功の基礎である動功は、この内臓を楽にする一番良い運動だ。提肛収腹運動を通じて酸素が血液に入り、血液の中の悪い成分を分解できる。その悪い成分が汗と一緒に毛穴を通して排出される。このように更新しないと、血液の中の良くない成分がまた顔に移り、むくみとなって顔に出る。

気は体の影響には血液より重要なのだ。しかし気は目に見えないので、欧米の医学では認めないようだ。気の役割を理解していないので、欧米の治療法ではスプーンでうどんを食べるようなことであり、治療法に問題があると思う。欧米の治療法による副作用が、病気より体にもたらす損害があるかも、と、あなたは思わないだろうか？

✤健康の決め手は食べ物ではない

つい最近、こんなニュースを見た。

「糖尿病受療率が全国一位！　香川県民を悩ます、うどん食べすぎ問題とは？」

香川県民を悩ませる糖尿病の原因は、私の気功の立場から考えれば、三つの原因があると思う。一つは遺伝である。二つ目は肉類を摂取し過ぎるのではないだろうか。三つ目は内臓を喜ばせる提肛収腹運動をしないことである。この提肛収腹の運動が糖尿病を緩和するには効果があると思う。糖尿病になる原因は、表面的には食べ物が原因だと思われるが、実は食べたものを適度に体外に出さないことによるものだ。

要するに「排出」の対応なのだ。後述する【実例③】のYさんは、毎日無農薬の食品をあれこれ食べていたが、結局、まったく健康な体にはなれず、毎日苦しい日々を過ごしている。

二　気と人間関係はリンクする

✲気の循環系統は人間同士の信頼関係

血液循環系統を貿易取引に例えるとすれば、気の循環系統は人間と人間同士の間の信頼関係に当たる。貿易取引がうまく進むのは法律でもなく、道徳でもなく、信頼関係によるものだろう。この信頼関係と気の循環系統は同じようなものだ。どこからも見えず、感じられないが、いつでも働いている。

体内の正気と、外部から侵入しようとする邪気との戦いは、ある種の戦争だ。この戦争の最中に、気を運ぶのが経絡なわけだが、簡単には見えないため、欧米人はそれをあまり認めない。私が言っていることは、科学的には証明ができないけれど、自然の論理の範囲のものだと思う。

気という見えない特別なエネルギーは人間、動物、植物の生死を司るだけではなく、刻々と無生命体（商品）の生死（流通）をも決定できるものであることが分かった。例えば、経済などあらゆる商品の売れ行きはすべて気によるものだ。「気と経済」についての関係は、改めて発表したいと思っている。

✿気の戦争とは金融戦争のようなものと言える

現代社会での戦争は二種類ある。一つ目は軍事戦争であり、二つ目は金融戦争だ。

西洋の外科手術を軍事戦争に例えると、正気と邪気の戦争は金融戦争に例えられるだろう。

要するに、血の見えない戦争だ。金融戦争の最中でも、我々一般人は何がどうなっているかが全然感じられないのだ。金融戦争の敗れた方は血が流れておらず、死傷者も見られない。外観が何も変わらず、変わったことがあるとすれば、相手の会社の持主が変わることくらいである。

結果、専務以下の人は変わらず、法人だけが入れ替わることである。利益は新しい法人の口座に振り込まれるようになるだけである。

人間の体も同じだ。正気が敗れたら、邪気が体に侵入し、骨、筋肉など変わらず、変わったのは、体内の循環系統だ。

動功の目的の一つは、この気の循環系統の壁を築くことだ。悪いものをこの気の壁で阻むのだ。

欧米の治療法は、この見えないエネルギーの気の存在については深く研究せず、多くは医療機器を使用している。病気をうどんに例えるなら、正しいうどんを食べる道具は箸である。欧米の食べ方はスプーンでうどんを食べる。最初に、鉄のスプーン、次に銅のスプーン、銀のスプーン、現在は金のスプーンである。いくら高級な材料で作ったスプーンでも、それでうどんを食べること自体おかしいと思わないだろうか？　気の存在の認識がない限り、本当の意味で治癒させることはできない。

気功運動法、漢方療法と欧米療法の決定的に違うところは、前者には副作用が出ないということだ。

✲病気の大本は腹部

例えば、脳血栓などの血栓は、血管の中で発生したものである。動功の提肛収腹により、酸素が肺を通り血液に入る。酸素は血管の中の血栓を分解する役割がある。すると、血液の中の良くない成分が汗と一緒に体外に排出される。これがすべて腹部を中心とする運動である。つまり、脳の血栓を解決したいなら腹部次第である。だから、腹部を良い気持ちにさせれば、腹部はあなたを楽にしてくれる。

もし、腹部が不快を感じれば、腹部はあなたを苦しめる。腹部はいろいろな病気や健康の大本であるので、時間を作って適当に腹部と遊ぶことを勧めたい。要するに、気功の基礎である動功の提肛収腹をすることで、体の大本を気持ち良くすることだ。

✤動功は病気を予防し、効果は絶大

気功の基礎である動功の動作の一つに提収（提肛収腹《ていこうしゅうふく》）というものがある。日本語で解釈すると「肛門（会陰ツボ）を持ち上げて腹部を引っ張り上げる」ことだ。提収を軽視してはいけない。これが万病を予防する良薬だと、私は考えている。ほとんどの病気は内臓に由来するからだ。

性別、年齢を問わず、よく起こる病に痔と便秘がある。まず、人に言うにはちょっと恥ずかしい病気の「痔」である。男性に多い病気かと思えば、実はそうでもなく若い女性でも痔持ちは多い。たとえお尻が痛くても、出血しても、恥ずかしさからなかなか病院へ行けず、そして悪化してしまう人も多いようだ。

痔になる原因は？

そもそも、犬や猫などの哺乳類は、ほぼ四本足で歩行している。五臓六腑は同じ水平線を保っていて肛門に対して圧力がかからないのである。したがって痔はないという。

人は二本の足で直立歩行している動物である。睡眠（横臥）以外の時間は五臓六腑などが肛門付近の毛細血管や毛穴に圧力をかけているのだ。だから、肛門付近の毛細血管や毛穴がうっ血しやすく、肛門に負担をかけているのだ。あまりにもひどいうっ血になると、痔を発症する。

特にOLたちは痔になる可能性が大きいらしい。立つことと歩くこととを比べれば、座る方が肛門付近の筋肉、毛細血管、そして毛穴にもっと負担がかかるだろう。

便秘も同じで、肛門のまわりの筋肉の微小な気の通路や、毛細血管が詰まることが原因になる。提収により肛門上部の大腸を蠕動《ぜんどう》させる。すると大腸から粘液を分泌され、その粘液は溜っている宿便を柔らかくする。それから、宿便を体外に排出できるようになる。

また、提収によって腹部内部の毛細血管などが活発に運動し、そしてこの微循環系統でストレスを発散することにより、腸の中に腫瘍ができる可能性は少なくなる。だから、提収は多くの病気を予防すると言っても過言ではない。

動功は、痔・便秘・手足の冷え症・たるみ・腎臓結石・大腸癌・ヘルニア・糖尿病の予防、治癒・女性の産後の子宮・産道の下垂・心臓肥大・寝返り時の激痛・夜間多尿、頻尿・足のむくみ・関節炎・静脈瘤、その他のひどいストレスがとれる可能性がある。

私は二十四歳の頃、痔があったが、動功の練習で自然に治癒した。

漢方では「気が廻れば、血のめぐりも良くなる。気が滞ったら、血が淀む。気は血の主幹部分であり、血は気の源であり、気が止まれば病となり、血が止まれば瘡《そう》となる」と言われている。

癌でも他の病気でも、簡単に言えば、すべてその「病」に関する経絡のどこかに問題がある。私は気功の練習を始めてから、虫歯の治療以外は、一度も病院に行ったことはない。虫歯は子供の頃からの病気だから、仕方がない。

健康か否かは五十歳以後にはっきりする。ただ長寿であるだけでなく、健康で長生きすることが大事だからだ。世の中で病気にならない方法があるとしたら、「提収」を挙げる。提収は万能の良薬である。高血圧の患者も実践できる、糖尿病の患者なども実践できる、大きな手術した後の患者も実践できる、男女、年齢問わず、みな実践できる。欧米の治療法と一番大きく異なるところは、副作用がないことだ。提収は病気を治療するのではなく、気の循環系統を回復させることがそもそもの目的だ。気の循環系統が回復すると、免疫系統は自然に回復する。

二十年ほどの経験や研究で、体を健康にさせる運動があるとしたら、動功の提収だと分かった。この提収は何より内臓に対してすごく良い運動だ。あなたの内臓がきっと喜ぶだろう。内臓を喜ばせることが将来、あなたの体の健康を約束する。

気功の目的は、筋肉をむきむきに見せるのではなく、内臓の動きを活発化させることだ。ここが西洋運動学と違うところだ。気功という古来の健康法をうまく開発、利用すれば、万人の健康に役立つはずだ。

二〇一六年七月五日に教えたTさんの効果も速いようだ。左記はTさんから頂いたメール。

「最近、気功をやっている最中に、左手の掌も熱くなるようになってきました。両手の掌、両腕が熱いです。お腹の右側も温かくなります。そして気功をやっていない時、例えば読書をしている時とかも、なぜか時々熱くなります。掌と足の裏は少しだけ温かくなります」

Tさんの話では、自分の病気は特に大きいのはないが、腎臓に石があり、他に原因不明の慢性鼻炎が二〇年ほどあると言われた。

三　動功と他の運動は目的が違う

✲動功が他の運動と違うところ

例としてマラソンという運動を考えてみよう。

運動は下手にやると、健康に良いどころか害になる恐れがある。マラソンという運動は、健康にとって悪影響及ぼすという。四十歳代のマラソン選手の胸を叩くと、空っぽ（すかすかした感じ）な音がする。なぜかというと、いつものマラソン運動により、選手の内臓がすべて下垂していったからだ。汗をかくために走りたいなら、三キロか四キロまでが適切だ。気功の動功の提収ではこういう現象は起きない。動功とマラソンとの違うところがあるとすれば、練習が終わって汗をいっぱいかいても、疲れた感じがしないことだ。

内臓の立場から考えれば、欧米のような激しい運動がいやだと思うのではないだろうか。もし、あなたが男性であるならば、内臓を妻として、あなたが女性であるならば、内臓を夫として考える方がいいだろう。いかに相手が楽になるかを常に考えて、運動してあげなくてはならない。

今日、相手を喜ばせることができれば、将来、あなたの体は健康で問題がない。今日、相手に無茶や負担をかけると近い将来、あなたは五臓六腑の一部が持っていかれることになるだけでなく、近い将来、あなたにお迎えがくるだろう。だから、適度に内臓を提収して下さい。

私はスポーツクラブによく通っている。そこの会員のAさんは六十五歳前後らしい。Aさんは、ほとんど毎日クラブに通っている。ウォーキングマシンで一回五、六キロをゆっくり走っている、私より長時間、走っている。走ってからすぐ、測定器で体の様々な機能を調べている。健康に気につけているようだ。しかし、一年以上過ぎても私の観察では、Aさんの健康はちっとも良くなっていない。Aさんは、自分の健康のため充分に努力して、汗もいっぱい流した。そのわりに効果はなかった。

原因は、運動のやり方を間違えているからだ。ウォーキングマシンは筋肉と関節の運動だ。内臓が好まない運動だ。内臓の疲労を発散できなければ、いくら汗を流しても意味はない。

Aさんは、心臓に何か疾病があったそうだ。たぶん運動を通して心臓を少しずつ改善しようと考えているのだろうが、その考えは間違っていない。運動のやり方を間違えれば改善にはならない。心臓に疾病がある場合、欧米のようなやり方は好ましいとは思わない。もし心臓に持病のある中高年に対して心臓を良くする運動法があるとしたら、私の言う方法が合っていると思う。呼吸、腹部の提収、念力と脚の指で大地を掴むの四つをゆっくり行なえば、全体の過労を回復する可能性がある。

マラソン（走り）と提収運動によるそれぞれの効果を考えてみよう。

走りは筋肉と関節を主に使う運動だ。心臓と肺に負担がかかる、汗が出るとともにカルシウムが大量に流出する。ストレス解消には適さない。いくら運動しても癒しは得られないのだ。弊害の面では、途中で疲労骨折になる恐れがある。中高年で、心臓病と脳の病気などがある方には向いていない。

提収運動は主に、五臓六腑のストレス発散の運動だ。目的は気の代謝だ。代謝が良くなると、血行はスムーズに自然に行なわれる。心臓と肺、そして五臓六腑には負担がかからない。運動の途中で何かの発病につながる可能性も少ない。まず、第一にストレスを解消する、第二は汗を流す、第三は運動した後、疲労感がない。汗を出すということは必ずしも疲労解消に繋がるとは限らないが、疲労解消すれば必ず汗が出るようになる。

✲動功は中高年の健康に最適な運動

自然の摂理に合わせる運動と、科学的運動とは違う。マラソンは足を中心とする運動だ。水泳は手と足を中心とする運動だ。卓球は手を中心とする運動だ。バスケットは手と足を中心とする運動だ。こういう運動は脳血栓、心臓病、高血圧の患者はできないだろう。

欧米の科学的運動法の中で、中高年で心臓病や高血圧の患者などの健康が回復できる運動法は少ない。でも気功の基礎である動功の練習では、このような病気を回復させる可能性は高くなる。

一般的には食事療法などに力を入れて進められるだろうが、私の考えでは、健康のために必要なのは提取によって汗を流すことだ。たくさん栄養のあるものを摂取したままでは、体は困るだけだ。つまり、それほどのカロリーを求めていないのだ。世の中に病気はいろいろあるが、気功の立場から見れば、原因はその見えない循環系統、「気の道が通じるかどうか」の問題なのだ。

✲気功の立場から考える病気と対応の仕方

経絡は高速道路のようなものだ。高速道路では、もしどこかで事故が起これば、すぐ渋滞になるだろう。その事故が大きければ大きいほど、渋滞の距離が長くなり、当然、動けない時間も長くなる。高速道路の場合はすべて目に見える範囲のもので、時間とともに収束する。しかし経絡に何かの問題があった場合は、見えないため、対応の仕方が見つからない。だが、困っても方法がまったくないとは言えない。見えないものでも、見えるものでも、原理は同じだ。

海水が高い波になるために、必ず風の力が必要とすることと同様である。波の高さは波自身で決めるのではなく、風なのだ。病気も同じだ。病気を難しく考えないでほしい。

例えば、癌を「波」とするなら、その癌の周りについている「気」が原因なのではないかと思う。気において問題がなければ、病になるわけはないだろう。五臓六腑を健康にさせれば、体の健康は持続する。だから、提収運動は五臓六腑の気の運動を順調に進むように考えている。

病気への対応の仕方を見てみよう。癌でも脳血栓でも、対応方法は五つある。1、気功師による治療。2、気功の練習、按摩などによる療法。3、薬による治療。4、手術で切り取る治療。5、放射線と抗癌剤での療法の五つの療法である。

1の気功師による治療は簡単に言えば、気功師自身が経絡が通じている状態でないと、相手のひどいストレスは取れない。気功師自身に病気があってはならない。そうしないと気功師とは言えない。気功で治療する場合は、副作用はない。しかし、誰でもこの方法で治療を受けられるわけではない。なぜなら、経済的負担が大きいからだ。効果を出すには、気功師のパワーと、患者の受け入れ態勢とが、一致することが必要なのだ。「気功」、この特別な目に見えない「エネルギー」はすべてのストレスを解消できるが、すべての人を癒すとは限らない。まず、気功師は気のエネルギーで患者の経絡を開通させ、それから、悪い気をその経絡に沿って体の外に排出させる。癌の場合は年齢と病状次第で治療回数が異なる。

2の気功の練習、按摩などによる療法の場合、気功には速効性がない。これまでに教えたMさん（実例①）の経験によると、夏は一番効果が高い。毎日三、四時間ほど頑張れば、二年ほどで効果が少しずつ現れるようになる。気の流れが良くなるから病気があるところの痛みが薄らいでいく。

気功の訓練には決まった順番があり、決して順序を間違ったり、抜かしたりしてはいけない、料理と同じだ。時間をかけて頑張らなければ、それなりの効果は望めない。

3の薬による治療であるが、これはあまりお勧めできない。

4の手術で切り取る治療によると、病気に対して治療方法は「切り取る」と「治す」がある。方法によって、もたらされる結果は違う。

仕事でひどいストレスを持っている人と多く知り合った。レントゲン撮影や血液検査をした結果、普通の人とまったく変わらないけれど、本人はとても苦しんでいるという症例が実際に数多くある。症状が分かったとしても、対処法がないため、患者さんはとても辛い毎日を過ごしている。そういう患者さんは、手術をしても治る可能性がない上、ひどい後遺症が残る恐れもある。

手術とは患部を切るということだ。それは、治ることとは違う。「切り取る」と「治る」は違う。これは西洋医学と気功の違うところの一つだ。手術という治療は、再発する可能性がある。手術は患者さんの体と精神、さらには経済面に大きなダメージを与える。その後遺症は病気自体より、もっと深刻ではないかと思う。

孫子曰《いわ》く「上兵は謀を伐つ。その次は外交を伐つ。その次は兵を伐つ。その下は城を攻む」

気功での療法は上兵だ。練習での療法は外交だ……。

5の放射線と抗癌剤での療法の例を示す。

—http://blogs.yahoo.co.jp/maruteam_00/26514249.html#26514249—

このサイトには、乳癌にかかった患者さんが放射線と抗癌剤の治療について告白した内容が書かれている。放射線治療が患者さんにもたらした副作用の深刻さは病気以上かもしれない。放射線療法は、病気がまだ完治していないのに、副作用によって患者さんの体力を奪う。要するに癌細胞と一緒に良い細胞も殺してしまうものだ。軍事的格言で言えば「敵を一万人殲滅したとしても、自軍も九千人か一万人以上失くしたということ」癌患者の死亡は癌そのものでなく、薬剤投与による免疫力の低下によるものが圧倒的なのだ。

一か月ほど前、テレビを見ていてこういう報道があった。ある三十歳の女性が癌になった。何の癌か途中から見たため分からないが、娘さんは三歳で、ご主人はロシア人らしい。放射線治療の副作用で髪がほとんど抜けただけではなく、抗癌剤の副作用で、時々激痛に襲われる。毎日寝たきりの生活だ。

よく考えてみると、副作用は癌の症状よりひどくなった。私たちなりの気功の理論を当てはめれば、この女性患者はこんなにひどいことになっているはずがない。毎日、気功を正しく練習すれば、病気が良くなるように導くことができる。

体には良いものでも悪いものでも、すべてにおいて行くべき通路が決まっている。行かせるところに行かせることができれば、病気になる可能性が少なくなる。それが経絡の仕事だ。でも、西洋医学では、この見えない経絡をなかなか認めにくい。

✽気功でストレスをとる原理とは

一例を挙げれば、脳血栓への治療法だ。五臓六腑の場合はほとんど手術ができる。でも、脳の手術の場合はそんなに簡単にできない。できない理由は説明しなくても分かるだろう。

気功師はまず自分の体内のエネルギーを、患者の頭の血管の詰まった箇所に入れる。そのエネルギーは自動的にコレステロールを融解《ゆうかい》する。その際、大事なことは、周りの血管や組織を破壊しないことだ。これがとても不思議なところだ。この点については、一般人どころか専門の医師でも、なかなか理解できない。

この後に紹介するYさんの例では、頭蓋骨と頭皮の間に詰まっていたスポンジのような悪い物質が、どこかへ消えてしまった、Yさん自身は分からないけど、私には分かる。

西洋医学では脳血栓などの病気に対してはお手上げだ。心臓の交換手術ができても、脳の交換はできないものだ。この治療の技能を持つ気功師は、千人中一人か二人しかない。気功師のエネルギーと技術への要求はすごく高い。今まで私が知り合った気功師は数十人ほどいるが、みな技術が低いので、癌のような病で、手を患者さんの体より四十センチぐらい離したりしている。見ている私は笑ってしまう。

私は、現段階では一流の気功師でないが、私が按摩をすればエネルギーが患者さんの体を自由に流れる。患者さんにとっては大助かりだろう。私の目標は一流の気功師になること、そして自分の経験で大勢の人の健康のために貢献することだ。

諺に「多くの技を知るものを恐れず、一つの技に熟練するものを恐れよう」とある。

気功師は一分間の治療で消耗したエネルギーを回復させるために、一時間以上修行を行なう必要がある。練習の環境も厳しい。誰もいないところでないと練習はできない、訓練はほとんど座禅の状態で行なう。

この治療を受ける人は、お金で命を買うのと同じことだ。だから、セレブでわずかながらの縁がある人ではなければ、良い気功師が見つからない。

お釈迦様、私の先生、私とMさん（後述する実例一）の掌にあるエネルギーは、実は全部同じものだ。ただお釈迦様は体全体にそのエネルギーが溢れているが、それに比べて私は少ないということだ。

四　気の系統には自然のルールがある

✲気の系統が破壊されたら

外部から（護）気の系統が破壊される例を紹介する。

外部から気の系統が破壊されるのは外科手術だ。体の気の循環系統を破壊する原因は、手術以外に考えられない。破壊されるのは護気系統だけでなく、経絡系統、血液系統、リンパ系統、末梢神経、筋肉、皮膚、毛穴なども含まれる。もし、手や足などの小さな手術なら、回復の可能性があるが、骨盤、胸腔、首、頭、患部の切除などの手術をすると、回復は不可能だ。繰り返しの手術で、体への悪い影響が歳を取るとともにだんだんと表れてくる。

護気のガードを破壊されたので、糖尿病の人と一緒にいれば糖尿病を移され、肺病の人と一緒にいれば肺病を移される。要するに、病気の人と一緒にいると、相手の病気を全部吸い取ってしまうので、とても辛い毎日を過ごすことになる。

私のある患者さんは、腎臓の移植手術を二回も受けたことがある。他にも腎臓の病気で週二回透析している患者さんがいる。一人が五十歳代で、もう一人は六十歳代だ。二人とも体全体が、灰色の病の気で包まれたように見える。他の人たちがおいしいものを食べる時、二人は病気なのでそばで見ているだけで、一緒に楽しんで食べることはできないそうだ。

原因は手術で体の護気が破壊されたからだ。この二人の護気系統を回復しようと考えるなら、動功の提収運動を三年行なえば、回復の可能性があるが、どこまで回復できるか判断できない。はっきり言えば練習しないより、練習したほうが体に良い。もし、練習して「宇宙粒子」が体に発生すれば不可能なことが可能になる。。

以下は、ある記事を読んだ私の感想だ。

――アンジェリーナ・ジョリーは乳癌と卵巣癌の発生が高くなるとされる遺伝子「gene」変異があるとして、乳癌予防のために両乳腺を切除する手術を受けた。これは、医者から「乳癌になる可能性の確率が八十七パーセント」だと診断されたことを受けたもので、ジョリーの母も癌で早逝（二〇〇七年・五十六歳没）したことも影響しており、乳癌リスクを抑えるためでもあるとしている――

まず、病気になる前、乳腺を切除されたが、これは気の立場から見て到底考えられないことだ。

アンジェリーナ・ジョリーさんの場合は、診断から発病までの推測時間はどのぐらいか、それを知りたいのだ。一年か三年か五年か七年か、もしかしたら永遠に発病しない可能性もある。または遺伝子からの判断で発病の可能性があるとすると、乳腺を切除したとしても他の臓器に転移して発病の可能性があるだろう。例えば、卵巣か子宮だ。乳房は女性にとって第二の顔だと言っても過言ではない。切除以外では方法はないのだろうか。いや、あるはずだ。

私の推測では、ジョリーさんは体内から排出されるべきものが、排出されていないのだと思う。また、怒ること、腹を立てることにも関係がある。どんな病気でも、気がかかわる。気が詰まると、病になる。これは自然の摂理だ。

アンジェリーナ・ジョリーさんは卵管の切除手術も受けただろう、女性としての象徴を半分失ってしまったと言える。ちょっとひどすぎると思わないだろうか？

白鳥の素晴らしさはその翼である。もし翼がむしり取られたら、白鳥としての価値は半減するのではないか。病は気から、食品から、仕事から、環境から、遺伝から、激情などから発生するものだ。

以下の文章はｙａｈｏｏのニュースから書き写したものだ。

「アンジェリーナ・ジョリーが、現在は子宮摘出手術の準備中であるとStylist Magazineに語った。アンジェリーナは昨年五月に、がん抑制遺伝子の「BRCA1」に変異があり、乳がんになるリスクが八十七パーセント、卵巣がんになるリスクが五十パーセントと診断されたこと、さらにはがんを予防するために乳房切除手術をすでに済ませたことを公表していた。（シネマ、トゥデイ）」

アンジェリーナ・ジョリーさんはこのことで肉体と精神に大きなダメージを受けたことになる。これから子宮摘出の手術が終わり、もし、他の部位が癌になったとすれば、また手術をするのだろうか。これは私が理解できないところだ。

体を子供に例えるなら、子供がいたずらした時に、親がとる対応の仕方の一つは「殴る」ことだろう。親は子供の立場から見れば犯罪者と考えても理解できなくもない。欧米の場合は誰かが警察に通報すれば、親を逮捕できるだろう。

欧米の病気に対する治療の仕方はそれと同じだ。殴る以外に方法がないだろうか、他に方法はなかったのだろうか、その他の方法が、私の提言している「提収運動」だ。この提収運動はほとんどの病気に対して効果がある。前述した通り、すべての病気の初期は血液などと無関係だが、気と必ず関係がある。女性特有の三つの病気も気とつながる。

体の内部から気の系統が破壊される五つの例を考えてみよう。

五臓六腑が嫌うものは五つある。

一つ目は冷たい飲食類であり、二つ目は薬であり、三つ目は激しい運動（マラソンのような運動）であり、四つ目は怒ることであり、五つ目はストレス（疲労）である。

まず冷たい飲食である。

これは多くの人たちの日常生活にかかわるものだ。冷たい食品が胃袋に入ると、寒気が胃の中に発生する。寒気は経絡に沿って下の臓器に移り、一番影響を受ける臓器は小腸と大腸だ。よく言われる便秘という病気はそういうことだ。便秘は病気ではない病気だが、苦しいものだ。ひどくなったら痔などになる。

すべての内臓はそれぞれに見合った固有の気がある、胃には胃の気があり、腸には腸の気があり、心には心なりの気がある。他の臓器も同じだ。この気は見えないのに、いつでも存在するだけでなくて二十四時間対応している。気が仕事をする時、一番嫌うことは外部からの邪魔ものだ。

五臓六腑の気は関わりのある経絡を循環する、気の大本営は丹田（気海穴）であり、丹田はへその下の五センチくらいのところにある。冷たい飲食を好む方は便秘や、手足が冷たくなりやすい。便秘とは、腸が冷たい環境のせいで蠕動《ぜんどう》しにくくなり、その結果、便がたまる状態だ。手足が冷たいことも同じだ。冷たいものが胃袋に入ると、胃の気の運行の妨げになる。ものを全部消化できなくなる。消化が低下すると、吸収系統が機能しなくなり、完全に吸収できなくなる。それらはすべて連鎖反応だ。このすべての原因は冷たいもの（食品）によるものだ。

一年の中で体に大きく影響をもたらすのが夏だ。毎日怒らなくてもいいが、毎日食事をしなくてはならない。夏にはみな冷たい食品を好む。胃、腸などに対して厳しい時期だ。もし、毎日冷たいシャワーを浴びていれば、近い将来、手術をすることになるだろう。腹部は一番正直だ。だから、健康か否かの一つは、新鮮な食品や無農薬の食品を食べることとは関係なく、冷たい飲食を好むかどうかが大いに関係する。

二番目は薬である。

この前、五十歳の若さで亡くなった歌手のマイケル・ジャクソンさんは一番良い例だ。マイケルさんは興奮剤のような薬を飲んでいたのだろう。それでは、体の中の気の循環系統と神経系統がすべて乱れてしまう。

漢方薬と西洋薬を比較すると、漢方が体に与える副作用は五パーセントほどである。それに対して西洋薬による副作用は何倍になるだろう。特に興奮剤が体に与える副作用は大きい。マイケルがその典型的な例である。マイケルはステージ上で踊ったり歌ったりするので、歌うだけの歌手より数倍エネルギーを消耗しなければならない。そのエネルギーのほとんどは「気」だと思える。マイケルの体型からすると、一時間の演出が精一杯ではないかと思われる。それ以上のエネルギーは一体どこからもらうのだろうか？　興奮剤の刺激によってもらえるのである。

だから、マイケルはステージ上で踊るわけではなく、興奮剤の作用により、踊らされてるのではないかと思われる。心臓は一生懸命に血液を供給しても、まだまだ足りない。長時間労働で、ついに壊れてしまった。心臓は仕事しながら「この野郎、僕を三日とあけずに苦しませて、必ず復讐してやる」と呟いただろう。

そうだ、誰でも文句を言うのだ。結局、マイケルは五十歳という若さで私たちと永遠に別れてしまった。悲しい、悲し過ぎる、残念で仕方がない。マイケルの体に最初に損耗があった系統は神経系統と心臓で、それから「営気系統」。営気は経絡に進行している気である。

マイケルの死因は心機能の低下である。これは気と非常に関係が深い。気の役割がなければ、心臓は動かない。前述した通り、すべての臓器をそれなりに合わせる気がある。心臓も例外ではない。この気は見えないものだが、存在している。

例えば、台風が来る時、波は三メートル、十メートル、三十メートル、もしかしたら、もっと高い波になっているのかもしれない。この波を三十メートルに押し上げる原動力は何であろうか？　風ではないか。波の周りの風は肉眼で見えるものではなく、精密な機械でも見えない。

世界の一流の科学者たちが集まっても、肉眼で風の様子が見ることができない。波自体に動く原動力はないので、必ず風の力により波乱を巻き起こすのである、風は何なの？　風は気の代名詞だ。海面上に風がなければ波が立たない。

多少の無理なら体は回復できる。マイケルのように三日とあけずに体を酷使して、それがもう癖になってしまった。だんだん体の自己更新機能がきかなくなった。ついに三十年も早くに心臓の寿命がきてしまった。マイケルは心臓以外の病気も何かあると思う。彼の体の中の気の循環系統が混乱してしまった。欧米の運動法では気の循環系統の回復はできない。東洋の気の専門の先生がそばにいて四、五年一緒に運動すれば回復の可能性があった。

美空ひばりさんも同じであり、内分泌系統は下剤の副作用により混乱してしまった。もちろん、すぐには命の危険はないが、苦しい毎日を過ごしていたと思う。これは夫婦の間の喧嘩と同じで、すぐ離婚するまでには至らないが、互いの感情に傷をつける。

提収運動は病を治すわけではなく、気の循環を調節する。気の循環が順調に流れるなら、病が自然に消えるのは自然の摂理である。これが西洋医学と気功健康法の違うところである。

孫子の言葉を使えば「戦わず、敵を屈服させる」であり、言い換えれば内臓が喜ばないことをせず、提肛収腹運動で病の気を降伏させるということだ。それが提肛収腹だ。

三つ目は激しい運動（マラソンのような運動）である。

特に、冬のマラソンは気の循環系統へのダメージが大きい。

自然の摂理では、冬は万物が活動を閉じる時期だ。人間の体も同じで蓄える時期だ。エネルギーを通常通り、体に供給する分には大丈夫だが、冬のマラソンは蓄えるべき英気を外に放出させてしまい、通常以上の負荷となる、そのため、最悪の場合は生命にかかわることもある。例えばマラソンの途中で倒れたり、疲労骨折したり、死に至るケースがある。その原因はレースの途中で、血液中のカルシウムが汗と一緒に、一気に、大量に流出するためだ。

特に生理中の女性はマラソンが終えてから、生理がこなくなった例がよくある。こなくなった生理は骨盤のどこかの臓器に隠れていて、将来この排出すべきものが、しこりとなったり、不妊症になる可能性が高い。

マラソンのような過剰な運動で体の気の循環系統が全部乱れてしまうし、また、この気の循環系統が回復をするには時間がかかる。

冬のマラソンは肺への損傷が大きい。冷たい空気がいきなり大量に肺に押し込まれてしまい、肺はそれを循環させる暇がなく、すぐ心臓など他の臓器に伝達してしまう。すると大量な冷たい空気がいきなり臓器に侵入し、臓器の働きに混乱を来《きた》す。混乱した臓器はエネルギーを生産する能力が落ちる。また風邪をひく可能性も高い。走ることによって全身の毛穴とツボが開くため、邪気にとっては侵入する絶好のチャンスとなる。冬のマラソンは体に「百害あって一利なし」と言える。

臓器に言わせれば、内臓がきっと「この野郎、また俺たちを過剰に働かせて苦しいじゃないか、もうちょっと経ったら、手痛くこの野郎をいじめてやる」と、こう考えるだろう。残念なことに臓器はじっと怒りながら、黙っているしかない。それが早く臓器が衰える原因なのだ。まして七月中旬から八月中旬の真夏の時期にマラソンをするなんて、あまりにも無謀である。

マラソンと気功の基礎である動功と違うところは、マラソンがエネルギーと内臓を消耗させる運動であり、動功は気の循環を調節することやエネルギーを貯める運動であることだ。

マラソン以外、健康に良くないと思っている運動はダンスやボクシングなどだ。欧米人の運動は筋肉を中心に考えて行なわれている。それに対して気功の運動は内臓の間のバランスと、気の流れを良くする目的で行なわれているのだ。

四つ目は怒ることである

怒ると、体内の気の循環系統はすぐ混乱に陥ってしまう。ただ混乱するではなく、命を落とす可能性が充分ある。例えば、脳の病気や心臓病にかかわる患者は怒らないほうが良い。心臓を躍動させる原動力は何だろうか？　それは「気」である。もし、その気の供給が混乱すれば、心臓が停止する可能性も充分にある。でも心臓周りの気は外観から見えないものである。怒ると、心臓への気の供給が何秒間停止してしまい、さらに心臓が停止する可能性がある。

五番目は疲労（ストレス）である。

疲労は体を傷つけるだけではなく、社会に対して大きな危険をもたらす可能性が大きい。危険とは、犯罪につながるということだ。みんな、二〇〇一年、宅間によって八人の小学生が殺された事件を覚えているだろうか。犯人の顔を見てみると、すごくストレスがあるような顔だ。疲労のせいで体内の気の循環系統が麻痺しているみたいだ。要するに、気は働く気がなくなっている。宅間の顔を見ると言いようのないほど、疲労が感じられた。これは典型的な気が混乱している顔だ。

この疲れたような顔は、西洋の医学や物理的な手段で判断できるものではなく、ある感覚に基づいているということだ。日本語で言えば、気分と気持ちの区別である、「気分が悪いと気持ちが悪い」との意味は違う。気が混乱するので、顔の表情が怖くなる。

前述した巡航ミサイルの例で言えば、もし音波が妨害されると、ミサイル自体が変わらなく、問題はどこまで飛んでいるか分からなくなる。人間の体も同様で、疲れることにより気が混乱に陥るが、しかし他の臓器や体内の各系統はいたっては何も変わらないのだ。気が混乱すると何をしてしまうのか分からなくなる。

すべての犯人の顔を見れば、みんな疲れているような顔になっているのだろうか。疲労は「恐れるに足る」ほどのものではないが、それを適度に発散しないと、過労になる。

過労になった結果は、誰でもニュースで分かるだろう。疲労が外に発散できないと、必ず体内のどこかに移る。スティーブ・ジョブスの場合は過労により体外につく「護気系統」と体内の「運気系統」や「営気系統」が麻痺状態になっていた。前述した通り、気の系統は人間同士の信頼関係のようなもので、疲れたせいで臓器との信頼関係が失われると、様々な病気になる。会社を例にとれば、トラブルが発生する。人間の体は会社と同じものだ。

残念ながら、日本にはこの疲労を発散させる場所が少ない。遊楽地のプールは疲労を取り除けるのかもしれないが、遊楽地にはプールが少なく、疲労を発散できるとすれば水にかかる必要がなる。どういうふうにして水で疲労を発散できるのかは、ここでは長いから割愛する。

筋肉や心臓、脳なども疲れているのであれば、それと同様に気も疲れていることもある。疲れ果てた気の癒し方には、私が提言した動功の「提収運動」しかない。

気という見えない特別なものは、赤ちゃんのようにひ弱なものだ。赤ちゃんの場合はちょっと気に入らなければ、すぐ泣き出すだろう。気も同じで、ちょっと気の気持ちに合うことがなければ、すぐにあなたを苦しませる。このような気にかかわる患者さんは病院へ行っても医師は一番困ってしまう。誰でもマイケル・ジャクソンなどのような結果になりたくないだろう。だから、あなたの気を大事にしてほしい。前に述べた気の系統を破壊される例に注意しないと困るだろう。

✽ダイエットが体に与える影響

女性は常にきれいなスタイルを維持するためには、やせ薬だって平気で飲むだろう。それはほとんどが西洋の薬だ、下剤を飲むと下痢になる。脂肪を燃やして一緒に脂肪分が出たと思っている女性は何とも多い。これは後顧の憂いが絶えない無茶なやり方だ。体の免疫系統を破壊する方法はいくつかあるが、これこそ、その一つだ。

私の患者さんの話では、「Ｈｏｓｉさん、あの有名な歌手、美空ひばりさんはやせ薬を飲んで体を壊してしまったのだ」ということだ。下剤は体に入ると、無差別テロと同じ行為が行なわれる。良い細胞と悪い細胞を一斉に殺してしまう。吸収系統は封じられたようになる。

吸収系統の働きは、下剤の指令により停止する。すると、吸収系統は封じられ、体は摂るべきものが摂れなくなって痩せていくようになるわけだ。最悪の結果は拒食症になってミイラのようになってしまう女性もいる。あまり下剤を飲むと、体の免疫系統はだんだん破壊され、働きが低下する、それで、病気に対する抵抗力が弱くなる。

特徴的な症状は、気はあるが、力はない状態だ。免疫系統が一旦破壊されると、いくら栄養のある食品を食べても、元気は元に戻らない。速効性のある方法は、必ず副作用の大きいものだ。何でも同じだ。人間はいつも自分で自分を騙すことがある。汗は流したくないが、痩せたいという人は多いだろう。世の中には、そんなに楽に痩せられる方法はない。

西洋薬は臓器にあまり適していないと思われる。漢方の薬草も同様だ。下剤が体に入るということは、目に見えない外科手術をするのと同じことだ。要するに、薬は余計な脂肪と良い脂肪を一斉に殺してしまう。しかし、動功の提収運動にはこういう副作用がない。

動功の提収運動の訓練を通じて痩せていく可能性は充分ある。特に夏の提収運動はお腹にたまっている余計な脂肪分を燃やすには、一番良い時期だ。ただ痩せる効果だけではなく、おまけに美容の効果もある。腹部に余分な脂肪分が消えることにより、体内の気の循環が順調に進むためだ。

提収運動と美容の関係はどうだろう。

美容と言えばまず顔のことを考えるだろう。西洋医学ではそれなりの考え方がある。気功には気功の摂理がある。すべての病気は気と必ず関連している。顔の美容も例外ではない。

顔色が悪い。問題は血液中の悪いものが混入しているからだ。この悪いものを血液の中から駆除したいなら、提肛収腹の運動しかない。提肛収腹の運動により、酸素が血液に入り込み、血液の中の悪い成分を分解できる。その悪いものが毛穴を通して汗と一緒に外に排出するわけだ。血の循環を動かすのは気の循環なのだ。

この提収運動は一般の病気、難病の治療、手術後のリハビリ、ストレスの解消に関するだけでなく、きれいな体型を保つことと美容にも良い効果がある。

病気を治療するだけでなく、健康・美容など、すべてに効果がある。何より副作用がない。副作用がないという点で、西洋医学どころが、漢方でも及ばないことだ。顔色が悪くむくみがなかなか取れない症状があった場合、病院で血液とリンパ液検査をしても、まったく異常がないと言われるのが普通だろう。どこに原因があるのか？　気持ちの問題だ。私の顧客は「ゴルフで汗をいっぱい流して、それでも、顔のむくみがとれない」と言っていた。私はこれまでの運動が腹部とあまり関係がないと考える。腹部には効果がないため、楽にさせてあげられないのは明らかだろう。

もし、世の中にあえて万能良薬があるとすれば、それは「気」である。

もし、世の中に体の健康に良い運動法があるとすれば、それは気功の基礎である「動功」である。

もし、世の中にいつでも皮膚に艶を出す化粧品があるとすれば、それは「気」である。

✿生理中の女性がこれを知っておかないと、危ない！　怖い！

生理中の女性が注意しなければならないことはおおよそ十項目ある。そのすべての項目はほとんど「気」にかかわることだ。男性でもこういうことが分かれば絶対得になる。

「気」の立場から少し説明しよう。

気功の練習をした二十年ほどの経験や、仕事での体験からまとめたものだ。それは「気と生理中の女性と健康の関係」

以下のことに気を付けなければならない（禁忌事項）。

1、性行為をしてはいけない。

2、怒ってはいけない。
3、風呂に入ってはいけない。
4、冷たい飲料や冷たい食べ物を口にしてはいけない。
5、冷たいものを触ってはいけない。
6、頭と足を洗ってはいけない。
7、重いものを持ってはいけない。
8、真夏には冷房に気を付ければいけない。
9、激しい運動をしてはいけない。
10、生もの（刺身）や辛い物を食べてはいけない。
1、2、3は体に与える損害は九十パーセントほどに上がるが、すぐに命を失うまでに至らない。1と3は説明をしなくても分かる。
では、特にその「2」の後半について説明しなければならない。2の前半は体に与える損害は八十五パーセントほどだが、後半が体に与える損害は九十パーセント、もしくは九十パーセント以上になる可能性がある。

世間には、こういうコントがある。あなたの妻を殺しても刑務所に入りたくないと思うことがあると言った時、あなたの妻がもし生理中であれば、妻を怒らせることになる。要するに、相手が一人で部屋の中にいれば、怒らせることになるのだ。これは慢性の毒薬を飲ませることと同じだ。言い換えれば、放射線を浴びることと同じであり、すぐに痛みも何も感じられない。ほんのわずかだが、体に出た現象は痛みではなくて、だるさやめまい、立つ力がなくなるなどである。

生理中の女性の免疫系統はとても弱いところにある。この系統は「気」の防衛・循環の系統だ。ちょっとした外部の衝撃ですぐ混乱してしまう。外部の衝撃は二種類ある。一つは1や3のような目に見える範囲のものであり、もう一つは2のような目に見えない範囲のものだ。生理は体に溜まっている毒素を出すことだ。怒ると、気の循環が混乱してしまう。混乱した結果、毒素が全部出なくなる。あるいは半分が出て、あとの半分は体のどこかに溜まってしまう。

これが生理痛の始まりであり、病気ではなくて、症状だ。でもこの病状を繰り返すと病気になる。だから生理中の女性は怒らないようにしなければならないし、男性は生理中の女性を怒らせないようにしなければならない。

3の場合は、前半と後半で違うところがある。後半はシャワーを浴びることだ。気を付ければ大丈夫だが、気を付けないと体に六十パーセントほど損害を与える。シャワーを浴びてから、熱くなっている全身の気の道と頭の上のツボ（百会）と掌のツボ（労宮）と足の裏のツボ（涌泉）が全部開いている。最近、女性は濡れた髪にドライヤーをかける習慣がある。それは、邪気が侵入する絶好のチャンスといえる。なぜなら、この三つのツボの中で、もっとも肝心なのが頭のツボだ。

頭皮が変な刺激を受けると、すぐに気の循環が混乱してしまう。頭の気の循環が混乱すると、内臓の気の循環にまで影響を及ぼす。注意点はシャワーを浴びた後にドライヤーをかけないようにすることだ。自然乾燥がベストだ。

４の習慣で体に与える損害は七十五パーセントになる。生理中は、真夏でも冷たいものが体にいきなり入ると、もともと弱い気の循環はさらに混乱する。体の外に出すべきものが出せなくなってしまうと、必ずどこかに詰まってしまう。可能性としたら、卵管のどこかに詰まったのかもしれない。卵管に詰まったら妊娠ができないだろう。詰まってもすぐに痛みが感じられない。結婚した後、なかなか妊娠できない、病院で検査した結果、卵管が詰まっていたことが分かったケースもある。

５の冷たいものを触るということが体に与える損害は五十パーセントほどだ。特に夏の場合は毛穴が全部開いたままだ。食後の洗いものや、洗濯物を干す時、手で取るだろう。この仕事で邪気が侵入する可能性がある。侵入のルートは掌の労宮のツボからだ。生理中の女性はこういう体験がないだろうか。冷たいものをとった時、体が一瞬震えたことがないだろうか。この一瞬、体が震えた時に邪気が入ったのだ。でも仕事で仕方がない場合はある。できれば気を付けた方がいい。

６で述べた習慣だが、体に与える損害は六十パーセントくらいになる。生理中の女性の頭と足を比べると、頭の重要さは七割ぐらいだ。生理中の女性は体の「気と血」がほとんど子宮の辺りに集中している。洗髪すると毛穴とツボが全部開いた状態になる、そして、濡れた髪にドライヤーをかける。頭が刺激を受けると、子宮のあたりに働いている「気と血」が自然に頭に湧き上がる。排出しているはずの生理がそのエネルギーの不足で固まってしまう。固まった生理は順調に子宮口から出られなくなる。

健康な女性なら少し時間が経てば、排出できるものが、体の弱い女性の場合は、骨盤のどこかに溜まっていた可能性がある。これが生理痛の原因だと考えられる。生理痛は排出すべきものが骨盤のどこかにたまって排出ができないから起こるのだ。生理が止まると、後ろの気が通らないため、痛みが出る。この痛みの原因は病院でいくら調べても分からない。生理中の女性は頭を洗わないとかゆくてつらいだろう。もし、どうしても頭を洗いたいなら、洗ってから自然乾燥した後から外出する。女性にはおそらくこういった疑問があるでしょう。

「ドライヤーで髪を乾かす時、熱い風でいいのですか」

私の答えはノーだ。人間の体には三つの気がある、一つ目は護気、体の外についている気であり、その役割は邪気から体を守ることだ。二つ目は運気、運気は経絡を運行する気であり、その役割は経絡を疎通することだ。三つ目は営気、その役割は血液と養分をいろいろな臓器に運ぶのを助けることだ。

ドライヤーの熱い風も髪を乾かす時でさえ、もともと弱い状態の護気に穴を空けたのと同じことだ。穴を空けると、邪気が、頭の百会のツボに合流する任脈と都脈に沿って体に侵入するわけだ。邪気が体内に入ると、どこかの臓器、血液、リンパ液が、ツボのところに自分の巣を作る。邪気の巣が大きくなるにつれて、良いエネルギーが衰えていくようになる。

７は体に与える損害が六十五パーセントくらいになる。７は現在の生活の中で少なくなってきたようだ。生活あるいは仕事の場合で、どうしても持たなければならない時は、できればリュックに入れた方が良い。片手で重いものを持つと、気の循環の構造が重い方に傾くようになる。排出すべき生理が半分ぐらい体に止まる可能性がある。止まると生理痛の始まりだ。重いものを持つよりは、過労でなる可能性はより大きいと思う。過労になると、体の「気と血」の循環が乱れてしまう、乱れると、生理痛の始まりだ。

8は体に与える損害は七十パーセントほどになる。夏の場合は暑くて冷房をつけないと眠れないだろう。冷房を付けたままで眠った生理中の女性は、邪気が侵入するチャンスだ。起きている時なら問題はない。寝る前は冷房を止めることだ。

冬でもおしゃれにみせるためスカートをはく。生理中の女性にとって寒気が足からくる可能性は高い。手と足が冷たくなっている女性は多い。これは4と8による影響だ。手足が冷たい時は、経絡はいつも寒気の影響を受けて働きが低下している。関節炎になる可能性も高くなる。

9は体に与える損害は九十パーセントくらいになる。特に女子の競技選手には難しいことだ。体育大会は水泳、体操、中距離走、マラソンなどの競技がある。生理中の女性なら薬で生理を遅らせなければならない。特に女子のマラソンに至っては、女性の体への負担は大きいのではないか。生理中にどのぐらい生理が出るのかが決まったのだ。激しい運動をすれば、体の中にある「気」のバランスが崩れる。生理は二倍以上出る可能性がある。二倍出すことは女性の体にとって将来の負担は高い。

10は体に与える負担は六十パーセントほどになる。10と4は似ている。生の食品はほとんど体を冷やすものだろう。生の食品と調理した食品を消化する時では、必要なエネルギー量は違う。子宮に働いているエネルギーがいきなり消化系統にいくので、そのことで、解けるはずの生理が固まる可能性がある。固まった生理がきれいに排出できなくなる可能性があり、必ず骨盤のどこかに溜まっている。辛い食品が胃袋に入る刺激により、周りの気は混乱に陥る。気が混乱すると、仕事ができなくなり、排出できなくなった生理は骨盤に溜まり、これが生理痛の始まりだ。

また、赤ちゃんの健康にも、生理中の対応と関係があると思う。ある赤ちゃんは生まれてから、しょっちゅう病気にかかる。原因はいろいろだが、気と関係しているのは二つある。

一つ目は妊娠中に何かあった場合だ。二つ目は妊娠前の生理中に、1から10までの禁止事項を行なった場合だ。女性の生理中は男性にとって大きなチャンスだ。恋人あるいは妻との雰囲気を大切にすることは、大自然からの恩恵を受ける大きなチャンスだと思う。私のブログをもとに映画あるいはテレビドラマができたら、きっと人気が出て、観た女性はたぶん涙をボロボロ流すだろう。

気の道が通じると痛みはない。痛かったら通じていないということだ。

世の中で一番良い化粧品があるとしたら、それは「気」なのだ。

✿著名人達の病気と対応の仕方

スティーブ・ジョブス、マイケル・ジャクソン、アンジェリーナ・ジョリー、美空ひばりなど、罹《かか》った病気は違うが、彼らが一致している部分、それは「気」の防衛系統が全部壊れてしまったことだ。気の循環系統が壊れたので、菌は体に侵入できる。壊れた原因は様々だが、過労か薬などである。

特にアンジェリーナ・ジョリーの場合はまだ癌になっていないけど、そういう可能性があるかと思い、両乳腺を切除した。

簡単に言えば、健康についての認識と方法を間違っているのだ。私の提言している「提収運動」を実行すれば、彼らは病気になっている体が元気に戻る可能性は七十パーセント以上になり、弱い体が強くなる可能性は充分にあると思う。

気功の提収運動の目的を端的に言えば、いかに気に関する機能を回復するかである。体が司《つかさど》ることができるのが「気」であるが、一番司ることが難しいのも「気」である。

前述したこの気の機能は人間同士の「信頼関係」と同じだ。信頼関係があるからこそ、ビジネス、貿易、商売などスムーズに行なえる。もし、この見えない信頼関係が何かの原因で壊されたら、すべてのビジネスは不可能になる。

人間の体も同じで、一番問題が起こりやすいところは「気」だ。「気」という見えない特別なエネルギーが科学知識の範囲のものではなく、文化知識の範囲のものに属する、だから、科学という手段で研究できるものではないと思う。

多分、みんなは「西洋医学にも良いところがあるのではないか?」と聞く。答えは、イエスだ。良いところはいろいろな症状を調べる方法だ。心電図、血圧計など、全部良いところだ。でも、いくら先進の機械でも限度があり、気による病状に対してはどうしようもない。

これから述べるYさんとLB先生が一番良い例だ。または、西洋医学は病気への治療方面や医薬方面においては、賛成しかねる。親が子供を殴る方法だ。もう一つ納得できないところは運動に対する理解だ。将来、アジアは文化知識の分野では、世界の舞台に進出できるものは、気功がその一つだと思う。

スティーブ・ジョブスが罹った膵臓癌を例にする。

最初に発見された時、毎日、最低四時間ほどの提収運動を頑張れば、二年後、体がだんだん良い方向に進んでいると予測できる。そのまま継続すれば、三年後には七十パーセントほど回復できると思う。まず、回復するのは気の循環系統だ。気の循環系統の運行を通じて五臓六腑に溜まっている薬を外に排出する。薬の力ではなく、体自身のエネルギーで通常の生理機能を行なっていく。癌がジョブスを殺すのではなく、知らないことがジョブスを殺したと思う。

一般的に健康と命は金で買えないと思っているだろう、だが違う、金で健康と命を買えるものだ、後述するLB先生の患者さんのおばあさんは金で健康を買った。こういう例がいくつもある。健康になるのはお金と時間をかけ、もらったものだ。良いものは金や時間で磨いてできたものだ。

もし、ジョブスが蘇って私の文章を読んだら、多分やってみたいと思うだろう。現在の問題は西洋医学では百パーセント解決できない。東洋の四千年の歴史のある古来の気功法は重い病気を治す可能性が高い。健康な体に戻るために、毎日時間や金をかけて頑張る。ジョブスのような人は「大きなものを守るためには、中小のものを必ず犠牲しなければならないのだ」ということが分かると思う。

要するに、命を大事にしたいなら時間と金を犠牲にして下さい。もし、普段、中小のものを惜しんで払わなければ、きっといつの日か大きなものを犠牲にする。

五　五臓六腑は気が支配している

✲口呼吸と皮膚呼吸の違うところ

生命を維持できるのは口呼吸次第だが、健康を維持するためには皮膚呼吸が必要だ。例えば、心臓と腎臓のような関係だ。生きていることは心臓によることであり、健康か否かは腎臓次第で、腎臓はポンプの役目をする。もちろん他の臓器も大事だ。

五臓六腑の中で、特に六腑の疲労を発散させるには、腹部の「提収運動」しかない。提収運動はポンプの機能と同じだ。この「提収」の運動により、体内の毒素が毛穴を通して体外に排出される。だから腹部の疲労を解消することが大切になる。

汗を出すことだけではなく、腹部の疲労を解消しない限り、健康につながるとは限らない。例えば、サウナに入って汗を出すこと、ホットヨガをすること、走ること、ウォーキングマシンで速く歩くなどの運動は、全部汗を出す目的だろう。しかし、これらの運動で腹部の疲労の解消につながるとは思わない。腹部の疲労を解消しない限り、あちこちに病気が出る。五臓六腑の疲労を解消したいのなら、私の提言する提収運動しかない。

✲生理と心理の関係

体の健康は生理が心理を司るものだ、要するに、腹部が健康になると頭は楽になれる。生理とは骨盤の中のいくつかの臓器なのだ。つまり五臓六腑の六腑の要求を満足させれば、脳と心と顔を健康な状態に変えることができる。もし、六腑のどこかに問題が起これば、首から上の部分が制約され苦しむようになる。

五臓六腑の健康を保つ方法があるとすれば、私の言った「提収運動」しかない。他の人はこう質問をしたいだろう。

欧米のすべての運動の中には、健康につながるものはほとんどないのだろうか？　そうです。とても少ないと思われる。結局、心理を健康に持ち続けたいなら、まず（五臓）六腑の気の健康を維持することだ。

✤サウナに入って汗が出ることと、提収運動することで汗が出ることの違い

患者さんからこういう声が聞かれる。

「サウナに入って汗が出ていいだろうと……」

これは汗が出たのは事実だが、五臓六腑への癒し効果はあまりないと思う。五臓六腑の疲労を解消するのが大切なのだ。例えば、マラソンの競技が終わって選手は第一に、お風呂に入るかシャワーを浴び、第二に、水分を補給し、第三に、休憩するという順番になるだろう。サウナに入って汗が出ることは第一と同じだが、第二と第三が抜けたら、選手にとっては良くないのではないか。だから、運動をしながら、汗が出るのが良いことだ。

提収の運動の第一は内臓の調子に合わせることだ。あなたの内臓が健康になってこそ、正真正銘の健康ではないだろうか。この点が欧米の運動と違うところだ。

「提収運動」の目的の一つは、内臓の疲労を解消させることだ。内臓の疲労を解消してこそ、良いエネルギーが生産できる、そしてその良いエネルギーが体の隅々にまで供給され、それによって体に元気が生まれる。サウナに入っていっぱい汗をかくことは、内臓にとってあまり意味はない。これは自己満足のための行為だ。必ず「提収」を先にして、それから汗を出すことだ。この「提収」を抜かしてはいけないのだ。他の運動でもいいが、すべての運動の中で内臓を元気にする運動は、「提収」以外にない。

✻肩こりなどは、気の凝りで起こる

肩凝りや首凝りなどはよく耳にするだろう。これらの症状は病院で調べても分からない。では、肩凝りって何なのか？「気功」の観点から考えれば分かる。「気」が凝っているのだ。

つまり、気の循環が悪くなっていたのだ。気の中の良くない成分は、運動で毛穴を通して外に排出すべきだ。体を動かすのがおっくうになり、それが経絡に流れ込んで、経絡の循環で血液、筋肉、末梢神経などにしみこんでいると思う。

凝りとは、気の中の良くない成分が循環しながら体に充満していることだ。解消したければ、私の提言する提収運動を通じて、体の微循環系統を動かせばいい。そうすると、効果が表れる。

効果を出すには順番が重要だ。まず、提収運動をし、それから汗を出す。特に夏の場合は汗をいっぱい出した方が良い。汗を出したからといって、必ず疲労が解消されるとは限らないが、先に疲労を解消しながら汗を出すことだ。

他にもたくさんの運動をすると、疲れた感じがするだろう。私の提言した提収運動を終えた後に疲労感はない。根本的なところは、疲労を発散できたかどうかによって決まる。これが、私が二十年の経験から導き出した結論だ。この提収法は、中国の古代人が開発したもので、私はその提収と健康の関係をまとめて考案したものだ。

✻西洋医学は「科学」であり、気功は「文化」だ

知識には二種類ある。一つは科学知識であり、もう一つは文化知識である。

西洋医学は「科学」であり、気功は「文化」だ。科学の研究の観点は定量的事物であり、気功の研究の観点は経験および病気になった原因の分析や自然摂理に合わせる解決法だ。西洋医学は理性を重んじるため、すべての理論がデータによって組み立てられたものだ。気功療法の真髄は気の流れ、および経絡の役割を解明することだ。

「気功は気の研究の芸術であり、文化知識のカテゴリーに属する」と言われる由縁はここにある。漢方か気功では知らず知らずに、徐々に自然と健康体に向かわせてくれる。

西洋医学と気（漢方）の関係を表すとすれば、食事を摂る時、肉料理と野菜料理があるとする。肉料理を西洋医学とすると、野菜料理は気に例えることができる。肉料理ばかり食べていると、体を悪くする。健康を保つには肉料理と野菜料理の両方をバランス良く摂る必要がある。

最近、インターネットで一人の中年女性と知り合った。

その女性は腕が四六時中痛み、寝ていても痛みのため、目が覚めてしまう。病院へ行ったが医師はその女性の腕にまったく触れることなく、レントゲンをとっても原因が分からない。結局は薬を出すだけで、半年経っても全然良くならなかった。これ以上、放っておくと将来困ったことになっただろう。それはそうだ。こういう痛みは、気功の立場から見れば経絡が

何らかの原因で怪我をし、通じなくなったから起こるのだ。前述した、経絡系統は人間同士の信頼関係のようなもので、とても繊細で、怪我しやすいのだ。

以下はすべて本人からの話だ。

――腕の方は、ぼつぼつです。良くも悪くも……、でも相変わらず痛いけど。足の痺れがひどくなったような気がする。もう二年にもなる。

このままでいても良くならないと思う。将来もちょっと心配で、やっともう一回検査することにしました。来月、頸椎と腰椎のＭＲＩを撮ることにしました。

でも薬を飲むのが嫌い。苦いから嫌いなのではなく、直す目的ではなく、痛みを和らげる目的で飲むのが嫌なのだ。風邪を引いても薬は飲まない。三十九度ぐらいなら飲むかも。でも基本は飲まない。

鼻水や熱は、ウイルスをやっつけるために戦っている証拠だから。それを薬で抑えてはいけないと思う。水をたくさん飲んで、寝るだけで良いと思う。

でも私の足の痺れはどうにかしないといけない。足がものすごくツル。立っていてもツルし、椅子に座っていてもツル。

足が痺れるから運動もしないし、アルバイトもずっと休んでいる。そのせいで五キロ太った――。

この女性の症状から見ると回復するためには、気功の基礎である動功の提収以外に方法がないと思う。

東方の文化知識と西方の科学知識の境目が「気」というところだと思う。欧米の医学領域の中では気に対する研究はないようだ。

気を研究したいならば、まず気功を練習して下さい。繰り返しの練習により体に気が発生したら、いろいろなことが自然に分かるようになる。理論は勝手に書き写すことができるが、「功」はでたらめに喋ることができない。何年、十何年専念して練習しないと、功は出ないものだと思う。

✻風邪や咳や鼻水は新陳代謝の一つ

春の頃には、いろいろなインフルエンザが流行《はや》る。症状として熱が出る場合もよくある。そうなると慌てて様々な薬を飲んだりする。その対応の仕方について少し私の考え方を述べたい。

発熱や咳は体の中の新陳代謝の過程の一つだ。体の自己防衛系統が働くということだと思う。免疫系統がウイルスを攻撃する時、必ず熱や咳が出る。もし、ちょっと熱が出てきたところでそれを薬の力で抑えたら、その悪いものがどこかの臓器に向かっていく。その薬の副作用は体の免疫系統にダメージを与えるだろう。よほど仕事に支障がない限り薬の使用を控えてほしい。

一般的には発熱や咳が出ることは病気だと思われるだろう。ほとんどの人は薬を飲むことで対応しようとする。気功の視点から考えれば、この現象は病気ではなく、体の免疫系統が働いている証拠だ。

春はいろいろなものが誕生し、生まれ変わる時期である。良いものも悪いものも同時に発生する。目に見えない悪いものは体に侵入しようとするが、体の免疫系統が必死に抵抗する。抵抗する時期に、発熱や咳という症状が出るわけだ。発熱しないとウイルスを殺せない。私自身、毎年春は風邪を引いていた。痰と咳が出ても、薬を飲んだことがない。大体十日くらいで自然に回復するのだ。

インフルエンザのことをもう少し述べたい。

インフルエンザは中国語で「流行性感冒」と言い、簡単に言えば「流感」ということだ。医師たちはこれを病気として治療するものだとみている。私のような人間から考えればインフルエンザは肺炎、結核とは違うものだ。インフルエンザはせいぜい起爆剤のようなものだ。肺炎や結核になった人は元々肺に病巣ができている。

そういう人はインフルエンザがこなくても、ちょっと病気のある人と一緒にいれば、相手の悪いものをすぐ移され発病する。

なぜ大丈夫な人もいるのか？　インフルエンザはある意味大自然から与えられた福チン（ワクチン）のようなものではないだろうか。

✽ストレスは万病の元

ストレスは、パソコンに侵入した目に見えないウイルスのような物質だと考えられる。世の中において、生きているものは、必ずストレスを持っていると思う。地球には地球のストレスがあり、国家には国家のストレスがあり、社会には社会のストレスがあり（社会のストレス解消法は別の文章で紹介する）、会社には会社のストレスがあり、家庭には家庭のストレスがある。

また男性には男性なりのストレスがあり、女性には女性なりのストレスがあり、年寄りは年寄りのストレスがある。

ストレスが発生するのは自然現象だが、それを適度に発散させないと、国家の場合は混乱に陥り、国と国の間では戦争になるかもしれない。社会にとっては不安な要因となり、ひどい場合は犯罪につながるかもしれない。会社は経営難か、倒産してしまうかもしれない。家庭にとっては不調和の原因となり、家庭崩壊という結末を迎えるかもしれない。すなわち、人間は定期的にストレスを発散させないと病気になってしまう。

そう、このストレスは目に見えない破壊屋だと考えたらどうだろうか。

六　達人ＬＢ先生と七つの実例

✻ＬＢ先生の話

これは三十年前、日本で起こった話だ。主人公はＬＢ先生だ。ＬＢ先生は私の友人Ｔさんの友達だ。私はＬＢ先生と一度も会ったことがない。以下は全部Ｔさんの話を整理したものだ。

ＬＢ先生は三十年前、日中医療方面の交流のため来日した研究員のようだ。東京にある大手総合病院に教授の助手として勤めている。ＬＢ先生は気功の達人だが、その大手病院のようなところでは有名な博士、教授など他にたくさんいる。彼らの考えでは気功という目に見えないもので病気を治療できるなんて考えられないことだ。誰もがＬＢ先生を無視し、いつも部屋の片づけの仕事をＬＢ先生にさせていた。

ある日、研究室の中に和服を着たおばあさんがやってきた。五、六人の教授、博士などが、そのおばあさんを囲み、病状を討論しているらしい。このおばあさんの病気は三十年ほど唾液が出ないことだ。食事をする時でも味覚がしない。おばあさんは、この病気で東京のいろいろな病院で治療を受け、お金もたくさん使った、しかし効果はなかったそうだ。それどころか、この三十年で飲まされた薬は百キロほどにもなったと言う。苦しい毎日を過ごしている。

教授たちの隣で片づけをしていたLB先生は、その教授たちの討論の内容を聞きながらいきなり口を挟んだ。

「あなたたちが話し合っていることは、このおばあさんの病状ではない」と言ったのだ。このおばあさんの病気の原因はどこどこにあるのだと、堂々と自分の意見を述べたので、病室にいた教授たちはみんなびっくりした。心の中では、私たちのような教授でも分からない原因が、あなたのような下っ端研究員に分かるものか、と呟いたにちがいない。

その中の一人の教授が「LB先生にできるならやってみたまえ」と言ったため、他の教授たちもみんな、LB先生の治療を見る気になった。

LB先生が、私にやらせてみてくださいと言うと、教授たちはみな一斉にLB先生に注目した。LB先生は手をおばあさんの首のところにつけてエネルギーを使い始めた。二十分ほど経ってLB先生は手を離し、そのおばあさんに水を入れたコップを渡し、「おばあさん、まず水で口を濯《すす》いでみて下さい」と言った。それから、LB先生はおばあさんにティッシュペーパー一枚を渡し「おばあさん、唾液を吐いて下さい」と自信満々に伝えた。そのおばあさんはティッシュペーパーを手にとって、その上に一口唾液を吐いた。唾液を吐いてから、おばあさんはやおらLB先生の前に跪いて「先生、この三十年の間、私の口の中はずっとかさかさでした。今日、先生のおかげで唾が吐けるようになった。とても感謝いたします」とLB先生に言ったという。

回りの教授たちはみんな呆然としていたようだ。何人もの教授が長い時間、先進器機でこのおばあさんの病気を研究したにもかかわらず、治療どころか、病因すら分からなかったのだ。この中国から来た田舎くさい研究員が、たった二十分でこのおばあさんの三十年にもわたる難病を治したということは、どうしても考えられないことだった。しかし事実は事実だ。すぐにＬＢ先生への態度が変わったという。

一斉に「ＬＢ先生、このおばあさんの病気はどういう病気ですか」とＬＢ先生に聞いた。ＬＢ先生は「簡単に言えば、このおばあさんの唾液腺が何かの原因で詰まっていたと思う」と答えた。私は気のエネルギーで、その詰まった唾液腺を通してやった。教授たちは頷きながらも納得できないといった表情だ。

そのおばあさんはＬＢ先生に「先生、今日はどうもありがとうございました、また来ます」と言って帰っていった。

三日目、そのおばあさんは息子と孫を連れてＬＢ先生に感謝しに来た。

「ＬＢ先生のおかげで、その日の食事の時、三十年ぶりに味が分かるようになっていた。すごくおいしかった」と言いながら涙を流した。挨拶してから、「ＬＢ先生、今日、ご都合がよろしいのなら、お茶を一杯ごちそうさせて下さい」と言った。ＬＢ先生が「いいですよ」と言うと、おばあさんはＬＢ先生を自分の車で自宅に連れていき、招き入れた。お茶を入れた後、おばあさんはＬＢ先生に一つの大きな封筒を渡し、「先生、私が何十年もの間、苦しんでいた難病を治していただいてありがとうございました。これはほんの気持ちです。ぜひ受け取ってください」と言ったそうだ。

ＬＢ先生は「大丈夫ですよ、大した病気ではなかったので簡単でしたよ」と言った。そのおばあさんは「健康はお金で買えないし、病気を治療するのにたくさんのお金を使って日本全土を回っても、効果がなかったんですよ。日本人には日本人のルールがあるから、遠慮なく受け取ってください」と言った。

それ以来、ＬＢ先生はおばあさんを四、五回気のエネルギーで治療し、三十年間患《わずら》っていた難病を完治させた。おばあさんの病気を完治させた後、ＬＢ先生は研究員からいきなり客員教授になったという。その病院では、治療をせず、その代わりに西洋の治療方法で分からない難病の原因を教授たちに教え、その治療方法を伝授することになった。

それから半年後、そのおばあさんはＬＢ先生に「先生の特別な技能をそこで使うのはもったいないから、そこの仕事を辞めてください。私の周りに健康じゃない人が多いから、紹介してあげる」と言ったそうだ。それから、ＬＢ先生はその病院の仕事をやめて上野近辺に引っ越したそうだ。そのマンションの前にはガードマン一人が詰めているという。

そのおばあさんは、ＬＢ先生に「先生、月に何回か家へ来ていただけませんか。お茶をごちそうさせていただきたいので、ご招待します」と言った。毎回、おばあさんは自分の車でＬＢ先生を迎えに行き、体の治療をしてもらった。ＬＢ先生にはだんだん分かってきたことがあった。このおばあさんは日本の財閥の奥さんで、周りの友達も全部そういうレベルの人たちだった。おばあさんの患った病が完治したという噂はだんだん広まっていき、みなＬＢ先生の住んでいるマンションを訪れて治療を受けるようになった。マンションの前には看板がなかったため、マンションの管理人は一時困っていたそうだ。

大手病院の教授たちは、分からない病気があると、ＬＢ先生をその病院に招くために自宅まで迎えに来た。治療はしなくても、その代わりに病気の原因と治療の方法を教授たちに教えたという。

十数年前は、すごくＬＢ先生に会いたいと思ったが、今はそういう気持ちが徐々に消えてしまった。というのも、自分の体内のエネルギーがだんだん増えてきているからだ。

この二十年間、積み重ねた経験からまとめたものを、一度みなさんに紹介し、少しでもこの経験を生かし、たくさんの深刻なストレスを持っている人を解放できると思う。第一の治療法はわずかの人しか受けられない。第二の練習方法は、一般の患者さんにとって適切な方法だと思う。第三の薬での治療は分からないから、お勧めはできない。第四、第五の治療法はスプーンでラーメンを食べるようなやり方だから、良い方法だとは思えない。

✽実例①　訓練して体が徐々に回復している女性、Ｍさん（六十四歳）

このＭさんは、私の教え方で気功を練習された方である。

症状としては、1、胸椎圧迫骨折（寝返り・起き上がることがまったくできない）。2、コレステロール（悪玉）の数値が高い。3、加齢による心臓肥大気味などがあった。

偶然、Ｍさんは私が気功をやっていることを知った。もしかしたら神様の思し召しであったかもしれない。Mさんは漢語の勉強会で気功をしたいという意欲を語ってくれた。

ところが、私はそれをあまり気に留めなかった。その後、Mさんと勉強会で会うことがなかったのだが、電話連絡で、Mさんが胸椎の圧迫骨折のため、家で二週間も静養しなければならないと、お医者さんに言われたことがやっと分かった。私からMさんに電話して、今度会った時、気功の練習の仕方を教えると伝えた。二週間過ぎた頃、私はMさんに第一式を教えた。呼吸法、回数、要領を全部教えた。

奇跡を体験できるのは、「粘りと真面目さ」があってこそだ。

一か月を過ぎても、Mさんの体には何も変化がなかったが、二、三か月後から変化が現れ始めた。

これはMさん本人の談話である。

一月下旬、背中が突然痛くなった。あまりの痛さで、寝返りもできず、起き上がることもできなかった。くしゃみをする時の勢いが背中に突き刺さるようで、どうしてよいか分からず、ものにしがみつくようにつかまって歩いた。……整形外科に行くしかない。

「圧迫骨折」との診断だった。コルセット（胸から腰まで）を作らされて、毎日着用となった。このような状態がいつまで続くのか？　私の人生はどうなるの？　ものすごく不安になった。そのような時、李先生の存在を知った。

二月十九日に気功を始めた。始めた頃も、背骨が痛く、とても気功をやれるような状態ではなかった。でも、今やめたら続かなくなると思い、正道ではないが、ものに少し寄りかかってやり続けた。続けるという習慣を身につけたかったのだ。

四月中旬、やはり背骨が痛かったのだが、毎日、気功を続けた（寄りかかることはやめた）。処方された薬をこんなに多く飲んでも大丈夫なのか？　多く飲んでも、あまり変わらない気がする。しかしどうしても健康になりたいという気持ちでいっぱいだった。それで、毎日、気功を頑張り続けた（その頃から寄りかかることはやめていた）。

四月十九日、電車に乗っている時、両方の掌に突然ジンジンする感じがあった。当然、気功の練習をしているわけがない。

五月下旬（三か月経過）、血液検査をすると、悪玉コレステロール値が基準内に収まっているではないか。うれしかったが、驚きもした。

現在、背骨の痛さも、徐々に軽減してきている。

ところが同じ頃、心臓に異常が見つかった。加齢によって心臓が肥大しかかっている。弁が完全に閉じ、逆流（少量）が起きている。完全に閉じるようにするには、手術以外方法はないと医師に言われた。気功の李先生に話すと、「手術はだめだ。切ってはいけない，絶対いけない。気功で良くなる。直ぐにではないけれど、一年掛かるか二年掛かるか分からないけれど、心から信じて、気功を続けてほしい」と言われた。

そもそも、私も手術は希望していない。緊急性はなく、日常生活には問題がないので、医師も手術に関してはふれていない。

異常が見つかって一、二か月は、駅の階段を上るのに、踊り場で一分くらい休憩していた。

現在（八月下旬）、気功を続けたおかげで、休憩せずに上がれるようになった。

背中に関しても、寝返り、起き上がりはまったく問題はなくなった。

薬の量も五種類が二種類に減った。私は西洋医学も拒否していないので、医師の言うことにも、耳を傾けている。本当に健康はお金で買えないものだ。

人は言う。「粘る者は救われる」

自覚症状として顕著なことは、以前は一晩に三、四回もトイレに行っていたのだが、今ではすでに不眠症から救われていることだ。

さらに女性にとってうれしいことは、以前穿《は》けなかったズボンが穿けるようになったことだ。体重は減らないが（適正体重を保っているのだと思う）、何だか得した気分だ。

そして現在、私は芝公園（東京都港区）で、時々李先生と一緒に練習している。

右記のまとめとして、
効果1、寝返り・起き上がりが難なくできるようになった。

効果2、悪玉コレステロール値が基準値内に収まるようになった。

効果3、心臓は以前より楽になった。階段を休まずに上がれるようになった。ものすごくうれしい。

効果4、以前五種類の薬を飲んでいたが、二種類までに減った、その上、検査データは良好（69頁の図・参照）で薬代も節約できそうだ。これは何よりなことだ（二〇一二年八月M）。

二か月後、再度心臓の検査をすると、肥大が止まりほんの少しではあるが縮まっていた。医師は小さく驚いていたが、私はとても嬉しかった（二〇一二年十月　Ｍ）。

特に私を驚かせたのは、Ｍさんの両掌にジンジンする感じが生じたことだ。まさか、まさかで、二、三か月では考えられないことだ。これは歴代のお寺の住職、仏教の偉いお坊さん、道教の道士、気功の修行者たちが、生涯の精力を出し尽くして求めたエネルギーだ。その上、この人たちが生涯の時間をかけても、なかなか手に入らなかったものだ。お釈迦様は体全体にこのエネルギーがみなぎっているのだ。Ｍさんが、たった三か月過ぎた時点でこれを手に入れたことは、私でも考えにくいことだ。

その理由（原因）は私には分かる。このジンジンするエネルギーが増えるとともに、Ｍさんの体が徐々に回復するようになるのだ。

Ｍさんの両掌にあるジンジンするエネルギーは私の体にもあり、そして、お釈迦様の体にあるものと同じだと思う。ただ、お釈迦様の場合は体全体に、そのジンジンするエネルギーが漲っている。つまり、これが先天的なエネルギーだ。でも、私の体にあるジンジンするエネルギーは、まだ少ない。

「修行」とは、この先天的エネルギーが出せるようになることだ。お釈迦様が各地を遍歴して、酔っぱらった象や、いろいろな外道を降伏させたのは、全部この目に見えないジンジンするエネルギーによるものだと思う。

Mさんの検査結果

＊以前より高い数値が続いていたが、気功を始めて約三ヶ月経過。良好となる。

血液検査		2009 2月	2009 11月	2010 5月	2011 6月	2012 5月
コレステロール	基準値					
LDL（悪玉）	65〜139	153	147	138	140	＊104
HDL（善玉）	40以上	113	104	98	108	100
中性脂肪	30〜149	78	56	64	75	54

2010 4月	2011 6月	2012 1月	2012 2月	2012 3月	2012 4月	2012 5月22日	2012 5月26日	2012 8月28日
2650	2360	2030	2010	2060	2070	1590	＊1500	＊1120

末梢抵抗

Mさんの検査結果。

以前より高い数値が続いていたが、気功を始めて約三か月後、良好となる。

Mさんの良いところは、気功を頑張り続けていることだ。

✻実例② 大腸癌の女性患者 Sさん（六十歳）

私が気功を始めたきっかけは二十年前のことだった。その頃、始めたばかりでエネルギーも何もなかった。患者のNさんは、私が気功をやっているということを知った。

ある日、Nさんから電話で「私の友人Sさんが大腸癌にかかった。末期だから、モルヒネを打っても痛みがとれないようだ。ちょっとマッサージの功能でその痛みを柔らかくしていただけないか」と言われた。私はその患者さんのお宅に伺った。上目黒に在住している、その人は豪邸と言えるほどの立派な一軒家に住んでいた。寝室に入ると、Sさんは六十歳前後でとても品のある女性だった。

でも、癌の痛みが原因で、顔が時々歪んでしまう。Ｓさんは五分も経たないうちに、すぐ絨毯の上に倒れこんでしまった。原因は癌の痛みで五分すら立っていられないからだ。モルヒネを打っても痛みは止まらないため、病院でもどうしようもない。はっきり言えば「家で命が燃え尽きる最後の時を迎えるしかない」

Ｓさんは私の手を握りながら「先生、私は死にたくない。先生でも、誰でもどんな方法でも、私の命を救ってくれれば、日本にあるもの、すべてほしいものをあげる」と言われた。

その頃、私は気功の初心者だったため、エネルギーも何もなかったが、三回ほどマッサージをした。Ｓさんは再入院してすぐ亡くなったそうだ。とても残念だ。あの時のことは生涯忘れられない。

今の私なら、Ｓさんの痛みを止めることができると思う。Ｓさんの痛みが止まって、気功の訓練法を覚えて、一日三、四時間練習すれば、一年半から二年くらいで病が消えた可能性もあると思う。

簡単に言えば、癌でも何の病気でも、全部その「病」に関する経絡のどこかに問題がある。Ｓさんは自分の命を救うためにいくらお金をかけてもいいという人間だ。残念なことはタイミングが合わなかったことだ。

もし、私のパワーで無理なら、私の先生を紹介する。先生の治療とともに、私の按摩のリハビリをするのが一番理想的なやり方だ。痛みは毎回の治療によってだんだん薄らいでいく。

✲実例③　実際にストレスに苦しむ女性患者　Yさん（六十一歳）

Yさんは女性の会社経営者である。症状としては、1、頭蓋骨と頭皮の間にスポンジのような良くない物質がある。2、右肩の五十肩。3、右手の中指に時々激痛が走る。4、真夏でも汗が出ない。5、首と背中の筋肉がゴムのように凝っている。

Yさんの特徴は頭蓋骨と頭皮の間にスポンジのような良くない物質があり、八月の三十七、八度にも達する暑さでも、汗が出ないということで、苦しい毎日を過ごしていると言う。

Yさんの話では、この状態が三十年ほど続いている。Yさんがよく通っている美容室のスタッフに「奥様、長生きできないですね」と言われたそうだ。東京都内のいろいろな病院で検査を受けても、レントゲンをとっても、すべて「異常なし」と診断された。

病院の検査方法は西洋のやり方で、目に見える範囲内で判断する。これは私の気功の立場とまったく違うところだ。気功の判断基準は簡単に言えば、「気」という見えない物質の流れだ。要するに、気が進んで行けば、血のめぐりが良くなる。気が止まったら、血が詰まる。

Yさんの体の問題は、気が止まっていることのように思う。なぜ、気が止まっているのか。ふだん体を動かさないからだ。端的に言えば体を動かすのがおっくうなのだ。体を動かさないと、汗が出ない。汗が出ないと、体に溜っている老廃物や塊などが出られず、内臓の働きは低下してしまう。そうすると一日、一年、十年繰り返されて悪循環となっていく。

Ｙさんの同じような状態の五，六人ほどの女性がこういう症状になっている。こういう女性には同じ特徴がある。体を動かすのがおっくうなのだ。

みんなの話では、週末になると、ゴルフをやるそうだ。ゴルフの場合は遊びで、運動のうちには入らないだろう。また、スポーツクラブでヨガをやる人がいるそうだ。ヨガをする時、冷房はついているかと私が聞くと、ついていると言う。それはちょっと変だ。ヨガの場合は厳密に言えば体操だ。体の筋を延ばし、柔らかくするための体操だ。もしかしたら、高齢者には合わないのかもしれない。

Ｙさんに「気のパワー」を伴ったマッサージをした時、Ｙさんの頭には針が刺さったような痛みが出た。このことは半年後、Ｙさんが私に教えてくれた。Ｙさんのすごいところはその痛みをずっと半年間我慢してきたことだ。一年ほど経って奇跡が現れ始めた。

ある日の朝、大量の鼻水と痰が出た。ティッシュペーパーひと箱近くも使ってしまったそうだ。「先生、これはどういうことだろうか?」と聞かれた。私は聞かれたとたんに、すぐ分かった。これは奥さんの頭皮と頭蓋骨の間に何十年間も貯まっていた、良くない物質が溶け始めて出てきたのだ。ひと言で言えば、私の体の中の「気のパワー」がＹさんの体の中に流れ込んで、その良くない物質を駆除したのだ。そのスポンジのような物質が体内に溶けこんだら、体の外に出さなくてはならない、そこで「鼻」と「口」が出口となったのだ。これは西洋医学ではどうしても説明できないことだ。

一年過ぎた頃、Ｙさんは突然匂いが感じられなくなった。

Yさんは再び私に尋ねた。「先生、これはどういうことですか？」

私は次のように答えた。「今、鼻孔から良くない物質を排出している、だから、嗅覚の機能はしばらくの間、効かなくなっているのだ。心配することはない。悪いものを出し切ったら、自然に嗅覚は戻ると思う」

Yさんはもちろん半信半疑だった。一年から二年の間、Yさんは週一回ほどのペースで鼻水と痰が出ていたが、量はだんだん少なくなっていた。

私の気功による整体を受けながら、Yさんは有名な病院を訪ねてみた。その先生の答えはYさんをがっかりさせた。嗅覚を失うと二度とその機能は回復しないと言われたからだ。

いつもマッサージの途中でYさんは、「嗅覚はいつ戻ってくるの」と聞く。私の答えはいつも同じだ。仕方がない。Yさんは待つしかない。とても大事な嗅覚が効かなくなったことはセレブな生活を過ごしているYさんには大きな、大きなショックだった。こういう症状は見えないものなので、もちろん手術もできない、お医者さんが何度診察しても薬が処方されるばかりだ。

時々、時間というものは、タイミングを合わせてくれたと思えるほど、信じられないことが起こる。

ある月曜日の夕方、私が定刻にYさんのご自宅に伺うと、Yさんは嬉しそうに「先生、昨日ゴルフをした時、汗が出た」と話をしてくれた。この話を聞いたとたん、Yさんの体内の「気の道」がだんだん通じるようになったのだと分かった。つまりYさんの体の中の「気の循環系統」がだんだん回復し、働き始めたようだ。

一年過ぎた頃、Ｙさんの体には二つ小さな変化が現れた。

一つは風邪を引いていないのに風邪を引いたような声になっていたことだ。周りの人からは「奥さん、風邪ですか」とよく聞かれた。Ｙさんは「大丈夫、風邪ではないです」と答えていた。風邪を引かないのに、なぜ風邪のような声になるのか、周りの人は納得できない。これは私だけが分かることだ。鼻孔と口から悪いものが排出されているからだ。

もう一つはＹさんの頭から「にがり」のような変な臭いが出始めたことだ。すごく強烈な臭いだ。それは私の気功のパワーがＹさんの体に入って良くない物質と戦って駆除しているからだ。その悪いものが頭から逃げたということだ。何十年も溜った悪いものだから、短期間では無理だ。今でも時々そのにがりのような臭いを私は感じる。もちろん、これは全部見えない戦いだ。

二年過ぎたある日、マッサージを開始から二分ほど経った時、Ｙさんは「先生、今日料理する時、匂いが感じられた、うれしい」と楽しそうにおっしゃった。私はそれを聞いたとたんなぜだか分かった。四十年ほどＹさんの体に溜っていた、良くない物質がほぼ体から出ていったのだと思った。もちろん良くない物質はまた毎日発生する。大事なことはこの目に見えないものが、いっぱい溜らないうちに外に出すことだ。

一年半ほどでＹさんの右手の中指の激痛が消えた。Ｙさんの話では、ひどい時は人と握手もできなかったそうだ。今は、Ｙさんの五十肩の痛みも消えた。肩は完全に上がるようになった。Yさんがいつも通っている美容室の店員は、このあいだ、Yさんの頭を触って「奥さん、頭に溜っているスポンジのようなものが消えています。どうして消えたのでしょう」とYさんに尋ねた。Yさんは「中国人の気功整体師からの治療で消えた」と答えた。多分店員さんたちは納得できなかっただろうと思う。

Yさんが故郷の福岡に帰った時、長年お世話になった按摩さんが久しぶりに来て、Yさんの頭と首に触ってびっくりしたという。「奥さん、あのスポンジのようなものはどういうふうに消えたのか」とYさんに尋ねて、Yさんの答えは「中国の気功整体師からの治療で消えてしまった」だった。その按摩さんも納得できなかっただろうと思う。彼らの立場から考えれば不可能なことだ。でも、不可能なことが可能になった。

Yさんの場合は、典型的な「気の循環系統」の乱れでできた「症状」だ。この症状は癌などのような病と違う。どんな最先端の医療機器で調べても分からない。だから西洋医学では認められにくいのだ。

Yさんは、高級マンションに住んでいる。部屋はとてもきれいだ。毎日無農薬の野菜、食品などを食べている。外観から見ても、絶対病気などなく、品のある女性だと思われる。したがって、自分の体の苦しさは、ご主人と子供にも言えず、言っても意味がないと思っているのだろう。私は、Yさんの頭を触るとすぐ状態が分かる。その一年間、それぞれ一回のマッサージ時間は六十分だが、頭だけで四十分ほどかかる。

Yさんの一年半の気功整体での効果のまとめてみる。

効果１、頭蓋骨と頭皮の間にあったスポンジのような良くない物質が消えた。

効果２、右肩の五十肩が良くなり、腕が上がるようになった。

効果３、右手の中指に時々走った激痛が消えた。

効果４、汗が出るようになった。

効果５、ゴムのように硬かった首と背中が柔らかくなった。

Ｙさんを苦しませた原因は三つある。

第一は、Ｙさんはたくさんのセレブの奥様と同様、体を動かすのがおっくうになっていたことだ。したがって、出すべきものが出せない。すると、それは自ら出口を探さなければいけないので、どこかの臓器に向かってしまう。これが、「病気」の始まりだ。

第二は、私と知り合う前、Ｙさんには三人の按摩さんがついていたそうだ。大体一週間に五、六回按摩をしてもらう。その三人の按摩さんは毎日の仕事で多くの病人の体を触ったりしていたため、患者さんからいろいろな病の気をもらっていた。その悪いものが按摩さんの手を通じてＹさんの体に移った。

Ｙさんの体は元々弱い体質で、悪いものがすぐ体内に侵入しやすいタイプの体だ。一年、十年、そして何十年もの間、按摩にかかればかかるほど、体はだんだん悪くなっていった。初めてＹさんと会った時、Ｙさんの体が灰色（のもの）に包まれたように見えた。Ｙさんのように問題がある女性は二十パーセントくらいいると思う。どんな病院でも、どんな最先端の医療設備で調べても、どんな有名な先生に診てもらっても、病名が分からないし、治らない。

第三は、よくよく考えると、Yさんの体が悪くなった原因は、もう一つある、それはYさんが、いつもハイカロリーな食べ物や、アワビなどの高級食材を食べていたことだと思う。Yさんの体は栄養が足りないのではなくて、五臓六腑の循環が良くなかったことによるもので、こういう高栄養のものは食べれば食べるほど、逆に病気の原因となり得る。だから、頭蓋骨と頭皮の間にスポンジのようなものができてしまったのだと思う。

Yさんと同じ症状を持っている人は多いらしい。みんな苦しくても原因が分からない。対応のやり方が下手だと、一生苦しむことになる。こういう病症はどんな最先端の医療器械で調べても見えないものだ。

✼実例④　ひどいストレスにかかった高齢女性患者　MDさん（七十九歳）

この患者さんも会社経営者だ。

ある患者さんの紹介でMDさんと知り合った。MDさんの部屋に入ると、薄暗く鳥肌が立った。三つの部屋に入ってみたが全部薄暗い感じがした。挨拶が終わって、すぐ仕事に入った。手で触った感じから、MDさんの体は硬直したタイプだと分かった。ちょっと力を入れると、すぐ「痛い、痛い」と言った。

MDさんの話では、背中が重くて重くて何か荷物を背負っているような感じだと言う。それで大体MDさんの症状の原因が分かった。過労でストレスが発散できずストレスが全部体の芯に浸透している。こういう症状は病院で調べても分からない。このまま放っておけばいつか寝たきりになるだけだ。こういうタイプの患者さんは、私の気を込めた整体と気功の練習によって二年くらいで回復できると思う。

ＭＤさんの困ったところは、痛みを我慢せずにすぐ「先生、軽くしてください」と私に言ってくることだ。実際のところ、私はあまり力を入れていない。私の気のエネルギーは問題のある体に入ると、体に溜まっている悪い気を取り除く際、痛みが必ず出る。出ないとおかしい。この前のＹさんの場合はその痛みをずっと我慢した。だから、だんだん効果が出たわけだ。このＭＤさんは我慢しない。悪いものが体から離れなければ元の体に戻るのは無理だ。私にはＭＤさんの体に見えない氷のような悪い気が浸透しているような気がしていた。

一日挟んでまたＭＤさんのお宅に伺った。会うと、ＭＤさんは「先生、あれから二日ほどずっと体が痛かった、だるくて仕事ができない状態だ」と苦情を言う。私はその話を聞いて、良い結果が出たと思った。それで少し気功のことをＭＤさんに紹介した。ＭＤさんは半信半疑ながら頷いた。

それからまた二回ＭＤさんに施術をした。いつも通りＭＤさんは同じことを言った。

ちょっと時間が経ったのにＭＤさんからは電話がなかった、そろそろＭＤさんは鼻水と痰が出るタイミングかなと思ったので、こちらからＭＤさんに電話してみた。ＭＤさんは、「先生の整体を受けてから一週間ほど体がずっと痛くて、痛くてどうしょうもない。しかたがなくいつも通っている接骨院に行って按摩をしてもらった。接骨院の先生の話では、今静養するほうが良いと言われた」と話してくれた。

私はそれを聞いた途端に、ＭＤさんはもう一生健康な体とは縁がないだろうと思った。ＭＤさんはいつの日か寝たきりになる可能性がある。ＭＤさんの体を、楽に回復させられたらそれが一番だとは思うが、そんなことは私から申し出るわけにはいかない。以来電話はない。

✲実例⑤　黄疸肝炎から肝硬変の男性患者　ＬＹさん（三十五歳）

ＬＹさんはビジネスマンである。

この話は二十年前のことだ。以前、私の気功の先生、老仏爺と気功のことについて相談した時、話題に上がった話だ。

ＬＹさんは私の先生の友人だ。昔、私も三回ほど会ったことがある。ＬＹさんの奥さんは北京で有名な病院の看護師だ。ＬＹさんが黄疸肝炎になったのは三十三歳前後の時だった。それは徐々に肝硬変に変わりつつあった。

健康な人のトランスアミナーゼ（アミノ基移転酵素）は三十五前後だが、ＬＹさんのそれは百三十だった。鼻血が出た時など、どんな薬でも止まらない。熱が出ても汗が出ない。黄疸のせいで目が黄色くなるだけではなくて、また、朝、起きると布団の中にたくさんの黄色い粉のようなものがあり、にがりのような臭いがする。これ以上のデータは日本語で表現するのが難しいので省略する。病院の診断書によると、ＬＹさんの余命はあと二年とのことだった。

こういう病気は、手術もできない、漢方も効かない。西洋医学の療法は、栄養のある点滴を打つだけだ。はっきり言えば、病院か家で死を待つしかない。最後は噂の気功に頼ることだ。

友人の紹介でＬＹさんは先生と知り合った。ＬＹさんは気功で病気を治療してみたいと奥さんに言った。奥さんは気功に興味がなかったため、もちろん気功で黄疸肝炎がよく治るなどとんでもないことだと思った。先生を病院に呼んで治療してもらうことは無理だ。仕方がなく、ＬＹさんは看護師に「外の公園できれいな空気を吸いたい」と言ってこっそり公園に逃げ出し、公園で待っていた先生と会った。第一回の治療は公園で施術したのだ。先生は手を肝臓の位置に当てて十五分ほど治療した。

初めての治療が終わって病院へ帰った時、ＬＹさんはタクシーを拾わずに十五分ほど歩いて帰ったそうだ。これは以前では考えられないことだった。ＬＹの奥さんは旦那さんが入院している病院の看護師として働いている。夕方、回診の時、旦那さんの顔を見て「今日は顔色が良いね、声も元気そうね」と言っただけで、それ以上あまり気にせずに初日が過ぎた。

そのうちに、十日経ち、十回目の治療が終わった。病院では毎日患者さんのデータをとる。ご主人のデータは徐々に健康な方向に回復しつつある。不思議なことは「蝋《ろう》」のようだった顔色が消え、健康な人の顔色に戻っていったことで、旦那さんの体は前より見る見るうちに健康になっていった。それを見ていたＬＹの奥さんは納得できない様子だった。

わずか二週間ほどで、肝硬変に近い患者さんの体が良くなることは、西洋医学以外は信じない彼女にとっては信じがたいことだった。

この病院では、同じ病気にかかった患者さんのデータが改善した例は今までなかった。自分の夫だけ良くなったことをＬＹさんの奥さんはどうにも納得できない。夜、ＬＹさんの奥さんは「何か別の治療法を黙って受けたのか」と旦那さんを問い詰めた。ＬＹさんはしらを切って「いや、受けていない」と答え、あなたの病院のサービスと薬がよかったから、早く回復したのだ、と言った。奥さんが、「最近、毎日公園に行っているようだけど、何しに行っているの？」と続けて問い詰めたが、ＬＹさんは「きれいな空気を吸って散歩するためだ」と言った。

結局、旦那さんがだんだん回復していったので、奥さんも深く追求しなかったようだ。ＬＹさんは毎回公園に行く時、病院からもらった薬を全部持っていって、先生に見せてから捨てるのだという。

二十五回ほどの治療でＬＹさんの体は普通の人のように健康になった。あらゆるすべての検査結果が標準値にまで回復した。ＬＹさんの奥さんはそのデータを見てどうしても納得できないようだった。仕方がなくＬＹさんは気功で治療してもらったことを奥さんに話した。奥さんは半信半疑のままＬＹさんを連れてよその病院に行き、もう一度全面的に検査をした。結局、同じ結果が出て、ＬＹさんは大喜びで退院した。

退院してからもＬＹさんの奥さんは「もう一回入院して再検査して下さい、うちの病院の設備とサービスは一流だから」と何度も催促したという。この入院するかどうかの問題でＬ

Ｙさんと奥さんは危うく離婚寸前までいく。ＬＹさんは「もう回復したのに、何で再入院しなければならないのか」と怒った。実はＬＹの奥さんは気功に対してまだ強い抵抗感があり、どうしても信じられないのだった。

ＬＹさんが退院してから、先生はいくつかのことに気を付けるよう言い含めた。体が回復だけに集中できるように、特に、飲食関係については、アレルギーを引き起こすものを食べないようにすること。例えば、すっぽんや様々な貝類などだ。一年過ぎたら、何を食べても大丈夫だ。あとは女遊びをあまりしないように。ＬＹさんはどれにも「はい」と答えて約束した。

実際、ＬＹさんはお酒も飲まないし、煙草も吸わない。その代わりに女遊びが好きで、女性にもてるイケメンだ。

ＬＹさんは偶然にも五台山から来た一人のお坊さんと知り合った。そのお坊さんがどんなパワーを持っていたかは分からないが、ＬＹさんはそのお坊さんの言うことを信じるようになった。その上、理由は分からないが、そのお坊さんと一緒に広州まで行ったのだ。

ＬＹさんが、そのお坊さんを信じたことを先生も多少知っていたのだ。何のために広州に行ったのかは先生も知らなかった。先生はＬＹさんに「体が回復したばかりなのだから、広州へ行くのはやめなさい」と忠告した。ＬＹさんは魔がさしたのか、先生と友達の忠告を聞き入れる様子が全然なかった。多分これは死に背中を押されたのではなかったか。自分の体はもうすっかり戻ったと思って、先生の言い含めたことをどこ吹く風と受け流してしまい、毎日、このお坊さんと一緒に山海珍味をたくさん食べ、もちろん、女遊びもしていたのだ。

運命とは分からないものだ。

時というものはタイミングさえ合えば、時には妊婦のように、生命を生み出す。ＬＹさんはこのお坊さんと広州に行ってから一か月後に、一人で北京に帰ってきた。空港でＬＹさんを迎えた仲間のＫさんは、「途中で任先生の家に、命を救ってくれたお礼の挨拶に寄ろうか」と言ったが、ＬＹさんは「もういい、直接、家へ帰る」と言った。家へ帰ってから一か月過ぎても先生に電話もしない、もちろん先生に会うこともなかった。

一か月過ぎたある日、突然、ＬＹさんの友達Ｋさんから「ＬＹさんが今入院していて危険な状態だから、先生に一度会わせたい。車で迎えに行きます。よろしいですか」という電話がきた。先生は「いいですよ、来てください」と言った。先生は車で病院へと急いだ。ＬＹさんの入院先の病室に入ると、目の前のＬＹさんの様子に先生は息をのんだ。

ＬＹさんは病室のベッドの上に横になり、酸素マスクをつけていた。腕には点滴の針が刺さっている。ＬＹさんはベッドに近づいた先生を見て、両手で力なくベッドにつかまり、かろうじて体を起して座った。自分で酸素マスクを外し点滴針も抜いた。それから、何も言わずに泣くだけだった。先生はＬＹさんの顔は死人と同じ色だと思った。この時、病室の中にいたのは先生、ＬＹさん、ＬＹの仲間Ｋさんの三人だけだった。

先生は「何のためにあのお坊さんと広州に行ったのですか？」と聞いた。ＬＹさんは「あのお坊さんは家庭用の電球を食べられるという技ができた」と言った。広州に行って一緒に組んでショーをやり金を稼ごうと考えていたのだ。先生は「行く前に『もし行ったらあなたにとって良い結果にならない』と、私が何回も言ったのに。なんで聞き入れてくれなかったのか？」と尋ねた。

ＬＹさんは何も言わずに泣くばかりだった。先生は「北京に着いた時、なぜ挨拶しに来てくれなかったのか」と言った。Ｋさんも『老仏爺は、あなたの恩人だから、ちょっと家に挨拶に寄って行こうと』言ったのに。あなたは聞き入れなかった。その時、あなたが家に来ていたら、何とかできたと思う。もう一か月以上経ち、あなたの体の中の元気はすでに消耗しきっている。私にもどうしようもないことだ」と言った。

その時、初めて先生が知ったことは、ＬＹさんは北京に帰ってから三日目にもう入院していたということだった。

あのお坊さんが現れてから半年、プラス広州での一か月過ぎの大体八か月ぐらい、毎日無茶をして過ごしたせいで、体はもう完全に壊れてしまっていた。その上、ＬＹさんは広州に行く時に持っていた二十万元も全部使い果たしていた。多分、ＬＹさんは先生の家に寄るかどうかという時に、会いたくなかったわけではなく、会わせる顔がなかったのだろう。先生と会って、何をどう話せばよいだろうと思ったのだ。

ＬＹさんは「老仏爺、すべて私が悪い。でも私の子供はまだ六歳になったばかりだから、死にたくない。二年ほど命を下さいませんか、これから、絶対先生の言ったことを守ります」と先生に言った。その時のＬＹさんはベッドを下りる力すらなかったということだった。自分の死期を悟って、仲間のKさんに頼んで先生を病室に呼んでもらったということなのかもしれない。先生は「それはできない、せいぜい四時間しか延命施術はできないが、この四時間の間に、奥さんと子供にすべてを話して下さい」

するとと先生は（LYさんの仲間の）Kさんに「早くLYの奥さんと子供をここに連れてきて下さい」と言った。Kさんはすぐ車でLYさんの家へ飛んで行った。その間、先生は手でLYさんの心臓の上に軽く当てて施術をした。一時間後、KさんはLYさんの奥さんと子供を連れて病室のベッドのそばに戻ってきた。

LYさんと奥さんと子供の三人は何かを話し、その間、先生はKさんと何かを話していた。三時間はあっという間に過ぎた。LYさんの奥さんは「老仏爺、もう一回私の夫を救って下さいませんか」と先生に懇願した。先生は「彼の体の中には精気がもうなくなっている。体がこのような状態になったら、私でもどうしようもない」と言った。

また先生は「LYさんが北京に帰った時、なぜ、あなたたちは電話をくれなかったのか」と問い詰めた。LYさんの奥さんは黙っていた。先生は「今回ばかりは、私にだってどうすることもできない」と言いながら、踝を返して玄関の方へ歩き始めた。ドアから一歩外に出た瞬間、奥さんと子供のわーっという泣き声が響き渡った。

先生は「ドアを閉めると、涙が自然に溢れてきた。LYさんの体の中に、私の命が入っていたからだ」と言った。そして「LYさんは、私の注いだ貴重なエネルギーを大事にすべきだということを知らなかった」とも言った。また「その上、彼は私の言うことを聞かなかったし、友達の助言にも耳を貸さなかった。私は彼の病気を治すことはできたけど、彼の命を救うことはできなかった」と付け加えた。

ＬＹさんが亡くなった時、まだ三十八歳だった。六歳の子供と奥さんを残してあの世へ旅立って行ったのだ。

先生は「ＬＹさんの体に注いたのは宇宙粒子です」と言った。どんな重病の患者でも宇宙粒子を体に入れてあげると、命を取り留めることができる。お釈迦様も達磨大師も宇宙粒子があっても、これを相手に入れたことは聞かなかった。

一秒を消耗した粒子は一時間以上の時間をかけて練功し得られた、お金では買えないものだ。こういうことはＬＹさんに何回も説得した。ＬＹさんはその当時、「はい、はい、分かった」と言った。結局、体がちょっと回復した途端にすぐに教えたことを忘れてしまった。だから、二回目の助けを求められた時、お断りした。

実はＬＹさんが亡くなった原因の一つ目は、先生のおっしゃったことを聞き入れなかったこと。二つ目は彼の奥さんにあったと私は思う。北京に帰った時、もし、ＬＹさんがすぐ先生に連絡していたら、もしかしたら、挽回の可能性があったかもしれないと思う。女遊びで体がボロボロになったことを妻には言えなかったのだろう。ＬＹさんの奥さんは、多分うちの夫はちょっと調子が悪いだけで、一週間ぐらい静養すれば回復すると思っていたのではないだろうか。二週間過ぎても回復の見込みがないと分かった時、それでも先生に連絡を寄越さなかったのは、奥さんに問題があったのだろうと思う。

ＬＹさんの奥さんとは、彼の家で先生と一緒に会ったことが一回だけであった。彼女は気功に対して興味がなさそうだった。これは仕方がないことだ。人にはそれぞれの信仰がある。

✿実例⑥　突然、喉頭癌になった女性患者　ＳＴさん（五十五歳）

ＳＴさんは女性で、東京銀座にあるクラブを経営している。

ＳＴさんは、私の患者さんとして毎週土曜日二時間お世話した。

二〇〇九年の春からずっと一年ほど連絡がなかったが、二〇一〇年の三月頃「Ｈｏｓｉさん、今、慶応病院に入院しているのですが、体がつらいから来て下さい」という電話が突然かかってきた。私は急いで慶応病院に向かった。病室に入ると、ＳＴさんは「喉頭癌で明後日に手術します。寝たきりでつらいから揉んでもらいたい、明日も来て下さい」と言った。私は「ＳＴさんはずっと元気だったのに、何で癌になったんですか」とすぐ尋ねた。ＳＴさんは「突然、喉に違和感が起こって病院で検査したら、癌だと分かりました。仕方がなく手術することにしました」と言った。

私が「ＳＴさんからずっと電話がきませんでしたが、大丈夫でしたか」と聞くと、ＳＴさんは「この前の最後の二回のマッサージが終わった日の夜、首のあたりと胸と背中が眠れないほど痛かった、仕事もできないぐらいでした。Ｈｏｓｉさんに電話することもできなかった」と言う。その話を聞いた時、その頃の私には分からなかったが、今の私には全部理解できる。

それは私の体内のエネルギー（宇宙粒子）が、ＳＴさんの体に入って、ＳＴさんの体内の悪いものを駆除しようとしたため、痛みが出たわけだ。その痛みはたくさんの蟻が皮膚を突き破って外へ出ようとしている感じらしい。私は「その時、言ってくれていたら、私はすぐ北京の先生に電話して聞いてみたのに」とＳＴさんに言った。そして気功のことを少しＳＴさんに話した。ＳＴさんは半信半疑で頷いた。

次の日、またその病院に行ってＳＴさんに会うと、ＳＴさんは「Ｈｏｓｉさん、昨日の夜も背中の辺りがまだ痛かったのですが、それはどういうことですか」と言った。私は大体気功によって効果が表れる可能性について話した。それから、「ＳＴさん、明日の手術を十日後まで遅らせてもらえませんか、その十日間で私が気を入れる治療してみます。十日後に検査して、もし良くなっていたら、手術しなくてもいいだろう、もし全然効果がなければ、それから手術をしても遅くはないでしょう」とＳＴさんに助言した。

ＳＴさんは「手術の日は、明日と決まっているので、変更は無理です」と答えた。私が「癌が分かったのは、いつ頃でしたか」と聞くと。ＳＴさんは「三週間ぐらい前です」と答えた。私は「分かった時にすぐに、私に電話をしてくれていれば、ＳＴさんを北京の先生のところにお連れして治療してもらうことができました。そうすれば、回復する可能性が八十パーセントはあったと思う。癌の中でも、喉頭癌は先生にとってそんなに難しい病気ではありません」とＳＴさんに言った。

続けて私は「一回の治療代は二十万円で、もし、効果が出れば七回ぐらいの治療が必要です。

二回治療して効果がないようなら、やめて日本へ帰ってまた手術のことを考えてみるというのは、どうでしょうか」とSTさんに聞いた。STさんは「手術は決まっているので、どうしようもありません」と言った。

三日目、病院に行って病室に入ると、ベッドのそばに一人の看護師が立っていた。看護師は「STさんは今日、喉と腹部の手術をしました、回復のためずっと上向きにしているほうが良いと言われています。しゃべれないので、適当に背中を揉んであげてください」と言った。私はベッドに上向きになっていたSTさんを見てびっくりした。喉のところにガーゼが巻かれていた。たぶん、今日しゃべれないなら、永遠にしゃべれないだろうと思った。

STさんは私の声は聞こえていたが、声は出せなくなっていた。STさんが早く回復するように、私はその日はあまりいろいろと聞かなかった。一時間の仕事を終えた後、挨拶してからすぐ帰った。一週間三回のペースで、二週間ほど慶応病院に通った。それから、一か月ぐらいSTさんから連絡がなかった。

一か月が過ぎたある日、STさんからの電話連絡があり、電話の相手は聖路加病院の看護師さんだった。「STさんが、Ｈｏｓｉさんに早く聖路加病院に来てほしいと言っています」と言う。私は聖路加病院に向かった。病室に入ると、STさんはベッドから起きあがってメモ用紙を差し出した。メモの主旨は「三倍の治療費を払いますので、Ｈｏｓｉさんの先生に日本へ来ていただけるように招待状を出すことはできませんか」ということだった。

私は「今、判断できないので、電話で聞いてみます」と言って、すぐに北京にいる先生に電話をした。先生は「もう切除手術をしてしまったので、治療も修復もできない」との返事。私は先生が言ったことをＳＴさんに伝えた。

するとＳＴさんは「簡単な手術だから、心配しないで下さい、手術を終えてちょっとリハビリして家へ帰って二か月ぐらい静養すれば回復できる」という。慶応病院に入院した時の、病院の先生の話を書いたメモを私に差し出した。「こんなに早く悪化するとは誰も思わなかった」というメモを見せてくれた。今、私が分かっていることは、聖路加病院に移される患者は、もう治療の見込みがない患者だということだ。

だから、ＳＴさんは病室で会った時すぐに、「Ｈｏｓｉさんの先生に連絡してほしい」というメモを差し出したのだった。

それから聖路加病院に四回通ったが、背中の痛みが伴うようなことが一度もなかったそうだ。なぜかというと、切除手術で気の道が全部壊されていたからだった。そのあと、ＳＴさんからの連絡はなかった。

去年の夏、ＳＴさんが住んでいるマンションの前を通った時、マンションの管理人にＳＴさんのことを聞いてみた。管理人は、ＳＴさんは随分前に亡くなったと言った。聖路加病院で亡くなったのか、自宅で亡くなったのかは分からなかった。ＳＴさんは亡くなった時、五十八歳前後だった。とても残念だった。ＳＴさんが入院を知らせてきた電話から亡くなる日まで、大体八か月ほどだったようだ。これは運命だろう。

✲実例⑦　糖尿病の疑いのある女性患者　Xさん（六十歳）

このXさんに対する私の印象は、糖尿病かもしれないというものだった。Xさんの部屋に入ると糖尿病患者特有の臭いがした。仕事を始めてたった十五分で、Xさんはベッドから起き上がって部屋の中を歩きながら、「ああ、軽くなった、軽くなった」とつぶやきながら、「先生の手から何かが出ていた」と言った。また十五分ぐらい経ってベッドから起き上がると、財布から三万円を出して「先生、これは今日の分のお礼です、明日もお願いします」と言った。私は「分かりました」と答えた。初めてだったから、気功についてはあまり話さなかった。仕事を終えてすぐ家へ帰った。

私は家へ帰ってすぐに北京にいる先生に電話して、今日のことを話した。先生は話を聞くと、「良い結果になってよかった」と言った。先生は「もし、その人が気功を継続して受ければ、一年半か二年ぐらいで回復する可能性が高い」とおっしゃった。私はすぐその患者さんに合わせて、気功による回復練習スケジュールを作った。自信満々で明日の仕事を待った。

翌日の朝の十時頃、電話が鳴った。向こうから男性の声で「Ｈｏｓｉさんですか？　昨日、あなたの按摩を終えて母は、一晩中背中が痛くて眠れなかったので困っています。それで、今日の予約はキャンセルします」と言われ、私の説明も聞かずに電話を切られた。それから、Xさんからは二度と連絡がなかった。

このXさんは、以前一度お話したYさんの前後に知り合った患者さんだ。しかし、そのY

さんは頭に三か月くらい痛みが続いたにもかかわらず、ずっと我慢していた。それによって悪いエネルギーがだんだん頭から去っていったのだ。

今、Yさんはすごく元気らしい。Yさんのご主人の話では、「今、うちの女房は二日間連続でゴルフができる。四年前なら、考えられなかったこと」と言う。もちろん、すべての患者さんに、痛みや効果などが出るわけがない。「もしかしたら、二十回、三十回と整体をしてから、体に何らかの変化が出始めたのではないか」と考えてみた。

例えば、ある日の朝、突然、痰と鼻水、熱と咳が一気に出たとする。Yさんがそうだったのだ。MDさん、STさん、Xさんなど、その人たち以外の何人かの患者は痛みが出ると止めた。みんな簡単で楽な方を求めたが、世の中そううまくはいかない。体調が良くなったことも、亡くなったことも敢えて言えば運命の仕業だ。

七　私の実践している気功とは

✲私が体験していることとは？

気功とは、簡単に言えば、「気」と「功」を結びつけたものだ。例えば、製鉄の基本は、二種類の原材料、鉄鉱石とコークスだ。「気」は鉄鉱石で、「念力」はコークスのようなものだ。

この二つが、時間をかけて融合すると「功」を発生させることができる。「功」は目に見えず、一種のエネルギーのようなものだ。もちろん、誰にでも簡単に感じられるものではない。この功はお寺の住職や、仏教の高僧、道教の道士、気功の修行者たちが生涯の精力を尽くして求めたエネルギーだ。

さらに、その人たちが生涯をかけてもなかなか手に入らなかったものだ。しかし、「前人が倒れると、後人が後を引き継ぐ」ように、たくさんの修行者たちが、この道に惹きつけられている。これは宇宙のエネルギーの魅力だ。これから、みなさんがあの宇宙のエネルギーを理解しやすいように、そのエネルギーの名前をここでは「宇宙の粒子」と呼ぶ。

「気功と健康」及び「気功に対する認識」に関して、こういう書き方は世界では私が初めてだ。ここで述べることは私の持論であり、他からの引用ではない。ここでは、気功理論については述べない。すべて自分の訓練の賜物だから。多くの悟りはそれに値するエネルギーを出せなければ、語ることはできない。私は気功を習得するために何千万円も使ったが、それでも私は後悔していない。

お釈迦様は仏になるために国を捨てた、お釈迦様と比べたら私は小さな虫のようなものだ。もし、お釈迦様がそこにいらっしゃって私の練功をご覧になれば、きっと喜んで「Ｈｏｓｉ君を私の弟子にしよう」とおっしゃることだろう。

✿表現や言い方が違うが同じものだ

この宇宙のエネルギーは、仏教から「佛」を、道教から「道」を、キリスト教から「エホバ」を、私は「舎利」を、そして、イスラム教から「アラー」を取り込んでいる。また、科学者から「暗い物質」を、哲学者から「本源」を取り込んでいる。私はそれらのエネルギーを「舎利」だと思っている。それぞれ呼び方は違うが、言いたいことは同じものだと思う。

肝心なのは、そのエネルギーが、あなたの体に入ってずっといられるかどうかだ。「仏に成る、仏に成る」というのは、全身にあの宇宙粒子のエネルギーに包まれているようになることだ。少ないと仏にならないが、仙人になることができる。

お釈迦様の場合は、体全体に、じわっと染み渡っている宇宙のエネルギーが漲っている。つまり、これが先天のエネルギーだ。「修行」とは、この先天のエネルギーを出せるようになることだ。

武術の流派、宗教の宗派、気功の流派の家元たちが、「前人が倒れると、後人が後を引き継ぐ」というように、チベットへ行ったり奥山へ行ったりするのは、すべてこの宇宙のエネルギーをいただけるように頑張るためだ。そのため、命を落とした人がたくさんいる。だけど、この先天のエネルギーをいただけた人はとても少ない。善人も悪人もみんなこの「宇宙の粒子」を獲得したいと努力する。お釈迦様が各地を遍歴なさって、酔っぱらった象といろいろな外道を降伏させられたことは、すべてこの目に見えない、きらきらと輝いている宇宙のエネルギーによるものだと思う。

✼科学者と宇宙の粒子（舎利）

アインシュタインをはじめ、たくさんの科学者たちは、宇宙粒子が存在することを知っている。彼らもこの物質を知りたい。しかし、問題はこの物質が形も質量も持たないため、捕まえることができない。

ついこの前、スイスとフランスの国境あたりで各国の科学者たちが百四十億ドルを投入し、ＬＨＣ（大型ハドロン衝突型加速器・Ｌａｒｇｅ Ｈａｄｒｏｎ Ｃｏｌｌｉｄｅｒの略称）という機械の実験を行なった。目的はぶつかることによってその「宇宙の粒子」を作りたいという発想だ。この実験は成功しないと思う。この宇宙の粒子は手に入れるためには、気功の修行以外に方法があるとは思わない。この宇宙の粒子が一旦あなたの体に入ったら、生涯離れることはないと思う。

八　偉人たちのエネルギーパワー

✲お釈迦様と宇宙のエネルギー（宇宙の粒子・舎利）

例えば、お釈迦様が生まれ変わったとすれば、立っていても、座っていても、ご飯を食べていても、寝ていても、あるいはお風呂に入っていても、その体は一種のオーラのようなエネルギーに包まれている。もちろん、一般人には見えない、あるレベルの修行者にだけは見える。お釈迦様がどこに行っても、あのオーラのようなエネルギーは消えない。最後は、お釈迦様が円寂《えんじゃく》して火葬されると、その宇宙の粒子は舎利子になってしまう。

貧しい人でも、豊な人でも、善人でも、悪人でも、国王でも、お釈迦様の前では「ノー」を言わない、すべての人は「イエス」と答える。その上、肉食動物でも草食動物でもお釈迦様の前に来たら素直にうつ伏せになる。

なぜか、お釈迦様の体全体に、宇宙のエネルギーが入っているからだ。これが「仏法は果てしなし」と言われる所以だろう。これは、お金で買えない宝だ。

お釈迦様と宇宙の粒子との関連はどうだろう。

お釈迦様はどういうふうにこの「宇宙の粒子」と縁を結ばれたのか。可能性は二種類あると思う。第一に、動功（ヨガ）の訓練により、徐々に体の内部からエネルギーが出てくるようになり、そのエネルギーが掌からだんだん全身までに増えてきたと思われる。第二に、お釈迦様は生まれつき、そのエネルギーを持っているということだ。なぜかというと、お釈迦様は生まれつき、仏になられるご身分であった。だから、普通の人たちは持っていないものでも、お釈迦様には備わっていたのである。

要するに、お釈迦様の内経（体の中の経絡）は生まれつき通じていたのだ。そして体の六十パーセントほどが、「宇宙の粒子」として漲っていたのだと思う。

この第二の可能性は大きかったと思う。なぜかというと、お釈迦様はヨガを訓練されたという伝説を一度でも聞いたことがないからだ。もし、お釈迦様の内経が通じていなかったら、静功か禅の訓練が絶対にできないと思う。無理にやったとしても偏りになる可能性が大きいだろう。

こういう例が気功のフォーラムにたくさんあった。だれでも、どんなに偉い人でも、特に気功というような文化活動を行なう時、必ず自然の摂理に合わせていかなければならない。摂理は気功で言うところの順番を意味する。まず、動功を訓練し合格した後、静功の訓練のステップに移る。もし、早く気功師になりたいからといって、いきなり動功を飛ばして禅のコースに入れば、ほとんど失敗するだろう。

✤宇宙は宇宙の粒子によりできている

粒子は我々の三次元の物理世界のものではない。そのような粒子を三次元の物理学を用いて扱ってはならない。粒子は科学の方法で存在が確かめることを一番嫌う。粒子は我々の人間よりはるか上位に存在する生命体だ。それは六次元かそれ以上のエネルギーだと思う。

要するに、粒子は宇宙のエネルギーなのだ。我々の住んでいる宇宙は、この粒子により作られたものだ。だから、お釈迦様は「言えない、言えない、言ってはならない」とおっしゃった。

お釈迦様の出家の原因は、自分の感じた宇宙の粒子について話し合える相手がいなかったからだ。老子が山奥に隠遁した理由も同じだと思う。私も同じだ。今まで三十年ぐらい練習している家元や気功名人と話し合った時、宇宙の粒子のことについては、誰も知らなかった。

✤舎利と舎利子

舎利と舎利子はもとは同じ物質であるが、形が違い水と氷のような関係だ。舎利は「宇宙の粒子」と同じ物質だと考える。舎利子は舎利の結晶体だと考えられる。

古代の高僧が最高な修行の境地に達したら、体全部が舎利で漲ってくる。涅槃した後、火葬すると、体に漲っている舎利が舎利子に変わる。髪の舎利は黒いものであり、血の舎利は赤いものであり、骨の舎利は白いものである。他の色の舎利子も「いる」。ここで「いる」を使う理由は、舎利から舎利子に変わっても、まだ生きている生命体だからだ。舎利子からよく小さな舎利花が現れる現象がある。それは生命があるという印だ。

✼地蔵菩薩と舎利

中国の安徽省の九華山に地蔵菩薩の肉身舎利というのがあることは知られている。もう一千年以上も経つのに、特別な処理法を使用されていないにもかかわらず、地蔵菩薩の肉体が腐ることなく、現在までその姿を保っている。

なぜかというと、地蔵菩薩は修行により全身の経絡から毛穴まで「宇宙の粒子（舎利）」が漲っているからだ。そうしなければ、肉体を完全に今まで保存させることは不可能だ。お釈迦様は火葬しなければ、肉身を今日まで現存できたと思う。達磨大師も同じだ。「宇宙の粒子あるいは舎利」が体に漲っているからこそ、今後何千年、何十万年を経ても肉体が腐ることはないのだと思う。

地蔵菩薩の俗名は「金喬覚」であり、古代朝鮮の王子である。お釈迦様と同じ仏になるため、王位を捨てて遠路はるばる中国にやってきた。私の推測では地蔵菩薩は中国に来る前、お釈迦様と同じで、体に「宇宙の粒子」は多少漲っていたと思う。そして、安徽省の九華山を尋ねてから毎日一生懸命に修行されたのである。毎日絶えず努力し、やっとの思いで、体内にあるエネルギーが体外の宇宙のエネルギー（宇宙の粒子）と感応し合い、仏になったのだと思う。

✤他の修行団体がお釈迦様に帰順した理由は

お釈迦様が仏になり、インド各地で仏教が広まっていた頃、信者たちの中には国王と王族がたくさんいた。その頃、お釈迦様は富も権力もなかったのに、なぜかみんなお釈迦様が言ったことを信じていた。そして、いつも他の修行団体の長老との法力戦で勝った。一度も失敗したことはなかった。すべてはこの「宇宙の粒子」によるものだと思う。

よく考えてみれば、あの外道たちの家元の中には、神通力を持っている者はたくさんいる。しかし、なぜ、みながお釈迦様に帰順したのだろうか。お釈迦様の仏教理論が相手より勝っていたのであろうか？　そうではない。その「宇宙の粒子」が相手より勝っていたからだと思う。

その頃、もし、お釈迦様が外道と法力を競う時、一回でも失敗していたら、仏教が広まるどころか、お釈迦様は命まで落していた可能性は高いが、お釈迦様は一度も失敗しなかった。

✤お釈迦様と孔子の区別

お釈迦様と同年代である儒教の創始者である孔子は、列国を周遊し、自分の主張を普及させようとしていた。しかし、孔子が言ったことを列国の国王たちは誰も聞こうとしなかった。それどころか、孔子と弟子たちは危うく蔡国と陳国で餓死するところだった。

なぜ孔子が言ったことをみんなは聞かなかったのだろうか？　孔子の体に「宇宙の粒子」

がなかったからだと思う。

✻老子と「宇宙の粒子」

老子曰く「大道は無形である」の「大道」とは、この「宇宙の粒子」について話されているのだと思う。老子の体には、この「宇宙の粒子」が漲っていたと考えられる。もし老子がこの体験をしていなければ、この話ができなかっただろう。老子がこの「宇宙の粒子」を見ずに触れることがなければ、後世に伝わることはなかったと思う。だから、函谷関を出て隠遁してしまった。

この「宇宙の粒子」は大きくもなり、小さくもできる。一瞬のうちにものすごい量のエネルギーを放出することができる。宇宙のすべてのものは、この「宇宙の粒子」によって構成されている。老子もお釈迦様も自由自在に、この「宇宙の粒子」を操ることができたのだと解釈している。

✻達磨大師

達磨大師の故事は日本でも知られていると思うが、南北朝時代に達磨大師は古代インドから中国に渡って来た。その頃、中国の皇帝は「梁武帝」であった。梁武帝は仏教が好きな皇帝である。

梁武帝が達磨大師に会った時、梁武帝は大師に言った。「私は寺を造り、経を書き写し、僧侶にお布施をした。これは仏への功徳を積む所行であろう」

達磨大師は「あなたは何もしてない。全部、上辺《うわべ》だけのことではないか」と言った。それを梁武帝が聞いた後、二人は気まずくなり、そのまま別れた。達磨大師は梁武帝が「仏と縁なし」の皇帝であることが分かった。

梁武帝が考えている仏は、達磨大師が思っている仏とは違うものだ。梁武帝は達磨大師が高僧であることは分かったとしても、何が「高」であるのかは分からなかった。梁武帝は達磨大師が自分と仏教の理論を話し合えると思っていたに違いない。達磨大師から見ると、修行によって宇宙の粒子が体に入れば、たとえそれは見えなくとも、体で感じることができると思っている。二人とも同じ感覚を得ることができれば、討論することもできる。討論するということは、仏教理論を語ることではなく、お互いの体で感じるものだ。

例えば、テーブルの上にリンゴがある。手でリンゴを取る時、手、あるいは腕にどういう感覚があるのか、それが肝心なのである。梁武帝は、仏は理論を研究するものだと思い続けている。達磨大師はこれでは話が合わないと見て、長江を渡って少林寺へ向かった。

私の推測では、達磨大師が中国へ来られた時、ヨガの練習により内経が全部貫通していたと思う。その上、宇宙の粒子が完璧に体に漲っていたのである。だから、中国へ渡ってあえて梁武帝の前に座り交流した。もし、皇帝のそばに超能力者が一人か二人いれば、自分を馬鹿にして、倒され、大笑いになるだろう。もしかしたら、命を落とす可能性もある。

しかし達磨大師が実際に中国へ来てみて分かったことは、確かにあちらこちらに寺が建立され、仏経を研究する和尚も数多《あまた》いるというのに、それらはせいぜい仏の衣装（上辺の空論）に当たり、仏ではないと分かった。皇帝の周りには法を持っている人が一人もおらず、すべて仏教理論だけに熱心な人たちであった。

ヨガのことをもうちょっと語りたい。

達磨大師にはヨガの先生がいたそうだ。ヨガは太極拳と同じで、動功の範囲に属するものだ。社会が進化するとともに、多くの技能などが徐々に退化していく。ヨガも太極拳もそうだ。今のヨガはヨガ体操に変わり、太極拳は太極体操に変わっているようだ。達磨大師の内経はヨガの練習により最高のレベルに達したと私は思っている。

動功の最高レベルは内経（体中の経絡）が貫通しているばかりでなく、宇宙の粒子が漲っていることである。達磨大師の静功（禅）は六十パーセントまで出来上がっていると私は思っている。つまり、その時の達磨大師はかなりの超能力を持っていた。

もし、その時、達磨大師が神通力を梁武帝に見せ、相手を震え上がらせ納得させたとすれば、仏教はすぐに普及したのではないかと思う。その時の達磨大師の神通力をもってしても、お釈迦様が最初に仏教を普及された時の、神通力と比べれば少し弱いと思う。お釈迦様が仏になった後で仏教を普及し始めた。達磨大師は仏になる前に、伝法をした。仏になった後と、なる前では超能力が違うだろう。

お釈迦様が自分の歯に刺さったつまようじを、大勢の国王の前で地面に捨てると、たちまち一本の空高くそびえる巨木が現れた。周りの国王たちはそれを見て驚いた。このお釈迦様には本当の超能力があると思い、誰もが仏教に帰依するようになった。一人の国王が帰依すると、その国の人たち全員が帰依することになるのかもしれない。一万人の国民がいれば、一万人が帰依し、十万人の国民がいれば、十万人が帰依することになる。だから仏教は、その頃のそれぞれの宗教が林立していた古代インドにおいて、ごくわずかの時間で広がるようになった。

もし、その時、お釈迦様が仏になる前、あまり神通力が強くなく、国王たちを震え上がらせなかったら、仏教の創設は難しかったかもしれない。その当時、仏教にはいろいろな経と理論がなかったからだ。

達磨大師の場合は、その時、神通力を梁武帝に見せて相手を震え上がらせていれば、伝法はうまくいけたのではないだろうか。一回の神通力は一日の説教より効果があると思う。

梁武帝と気まずくなり、そのまま別れた達磨大師は中国の北方へ向かい、長江の岸まで来た。その時、梁武帝の部下は、梁武帝に「インドの高僧との交流がうまく進んでいますか」と尋ねた。梁武帝は「私は仏教では、大変な苦労があったのだと思っていたが、高僧は何もしていなくて、上辺だけだ」と言い、「仕方なく別れた。そして、その高僧が今、北へ向かう途中だ」と梁武帝は言った。

部下はそれを聞いた途端に、しまったと思って、「彼は普通のお坊さんではございません。神通力を持っている高僧です」と言った。梁武帝は「神通力か何か、他の力も一度も見せてくれなかった。どういうふうに信じるのか」と言った。部下は「そんなに簡単に見せるものではございません。縁があれば見せてあげるものです」と言った。

部下は「高僧が我々の国にずっと滞在するのであれば光栄なことです。高僧は普通の神通力を持っているのではなく、もっと大きな神通力を持っているのです。その大きな神通力で我々の国を守ってくれるのではないでしょうか」と続けて述べた。梁武帝はそれ聞くと、頭でっかちの自分が間違っていたと後悔し、部下に「早く高僧を追いかけて連れて来い」と命じた。

その頃、達磨大師は長江の岸に着き、川を渡ろうと考えているところだった。船がないだけでなく、後ろから追跡兵が近づいていた。達磨大師は無造作に一本の葦《あし》をとり、二つに折って川面に渡し、両足を葦に乗せてゆらゆらと長江を渡った。これが有名な「一葦渡江」の諺だ。

追跡兵は長江の岸まで来て、しまったと思った。大師はすでに川を渡って行った。聞いてみると、大師は葦に乗って川を渡っていたことが分かった。しかし実際に見ていない人々は「直接見ないと、誰も信じないよ」と言った。しかたなく戻って梁武帝に「達磨大師が葦で長江を渡って行った」ことを話した。

その時、梁武帝はやっと分かった。「葦の上に乗って川を渡った達磨大師は、普通の人間ではない」と。分かっても遅い。これは「仏と縁なし」である。一回外れたら二度と戻ってこない。世の中では、こういうことがたくさんある。これは運命だ。

達磨大師は嵩山少林寺に来てから、お経を念じる和尚たちの元気のない様子を見て、その原因が分かった。みなの内経がまだ貫通していない。その状況であぐらをかく時、気の循環が悪くなるため、誰もが眠くなるわけだ。だから武術を教えることにした。

武術の習得の目的は内丹（エネルギー）を発生することと、内経を貫通することだ。内経が貫通していないと、次の静功（禅）ができない。静功とは、ただ単に座って何かを考えるというものではない。ましてや、ただ静かに座っているというものでもない。念力で体内のエネルギー（内丹）を体の隅々まで流すためのものだ。

達磨大師は少林寺の和尚たちに武功を教えながら、自分も禅の修行を行なっていた。修行を重ねたある日、達磨大師は最後の目標を突破できると思った。そこで、少林寺の後ろの山の洞窟に入り、静功の修行であり、最後の仕上げである修行を始めた。

その頃の達磨大師の動功はもちろん最高のレベルに達していたにもかかわらず、静功は念力でもできるレベルに達していたと思われる。最後のレベルは、念力を使わず、自然に体内にある内丹を宇宙のエネルギー、つまり「宇宙の粒子」と融合させ、仏になることだ。

今の少林寺の後ろの山に、達磨大師がその当時、静功を修行していた洞窟もそのまま残っている。その洞窟は「達磨洞」と呼ばれている。達磨大師がその洞窟に入ってから、まる九年の歳月が経った。毎日壁に向かって修行していたせいか、その洞窟の壁に達磨大師の影が映っているそうだ。

九年の歳月をかけて一人で洞窟の中に座禅を組んでいるのはどういう気持ちであろうか。その頃の達磨大師は食事も摂らず、排便もしなかった。さすがである。頭の中には一日の修行の感覚だけしかない。例えば、今日はあの三昧（恍惚）の状態に一時間入り、一週間後は三時間、半年後は一週間ほど三昧に入り込んでいた。

✲仏教が衰える原因

タイは仏教の国だと言える。歩いている僧侶にビンタを食らわすと、僧侶は合掌して「仏様慈悲」と言いながら一目散に逃げる。僧侶か、おかまか分からない。高僧、高道や仏教のいろいろな宗派の長老やお寺の住職などは、厳密に言えば、体にこの「宇宙の粒子」を漲っていなければいけないのだが……。

現在、タイどころか他の国のお寺の住職たちでも、この状態までになっている人間はとても少ない。みんな仏教の理論を熱心に研究するようになっている。これは仏法が伝わらなくなった原因だと思う。「仏法」は理論ではない。「仏」とは、目に見えない宇宙の粒子であり、「法」とはその粒子の大きさと強さだ。

✲仏教理論・宗派より「宇宙の粒子」が肝心

ある本に、「お釈迦様の偉大なところは、素晴らしい仏教思想であり、神通力ではない」とあった。パソコンはハードウェアとソフトウェアからなっている。仏教思想はソフトウェアのようなもので、「宇宙の粒子」はハードウェアである。もし、宇宙の粒子がなければ、その思想は成り立たない。それがなければ、あなたが言うことは誰も聞いてくれない。

なぜ仏教は他の宗教との闘争の中で敗北を喫したのだろうか？

その決定的な原因は、仏教教団の長老あるいは管主はみな仏教理論を研究する学者だったからだ。口だけが達者なのだ。「宇宙の粒子」が体に漲っている人がいないのだ。たくさんの仏教徒たちが異教徒に殺された時、抵抗したりしなかったそうだ。これではいけない。

私は仏教理論についてあまり興味がない。いくら理論が分かったとしても、仏にならなくては意味がないと思う。未熟な今の私だって、仏教信者や気功の修行者と話していると、話が合わない。ほとんどの相手が仏教理論について述べることを好む。

いつも「何の宗派ですか」と聞かれるが、宗派はないと答える。その人に「どんな宗派ですか」と聞くと、相手は「天台宗」とか、「観音宗」とか言う。体にどんな感じあったかと聞くと、特にないと返事をする。これでは聞いても意味がないと分かった。最近はもう聞かないことにした。

人の修行はほとんど理論上の修行と同じものだ。自己満足のような心理学に従事しているようだ。この世の中ではすべてのもので偽物を作ることができる。宗派、流派、理論、伝承など、全部偽物をでっちあげることができる。唯一偽物を作れないものは、体に回っている「宇宙の粒子」だ。

✲仏法は果てしない

宇宙の粒子の功能の不思議さとは、何だろう？

九〇年代のアメリカでの出来事だ。カリフォルニアの郊外で山火事が起こった。ほとんどすべての家や別荘が焼けてしまった。ただ一か所だけ完全に無傷だった。不思議なことにその別荘の前後左右はすべて焼失していた。その別荘の持ち主である女性は、別荘を後にして避難した。消防隊員たちでさえも撤退した。

火が収まってから、持主の女性が家に戻ってみると、自分の大事な財産が完全に無傷であったので驚いた。別荘の周りを一周してみたが、周りの別荘が全部焼かれて、自分の家だけ無事だったことが、どうも納得できなかった。

記者が難をまぬがれた持主である女性に「周りの家が全部焼かれたのに、あなたの家だけ無事だったのは不思議ですね」と聞いた。持主の女性は頭を振りながら「私も理解できない」と答えた。記者は「部屋の中にどんな人間が住んでいるか」と続いて聞いた。その女性は「一人のビルマから来た僧侶が住んでいた」と言った。記者は「その僧侶はまだいるか」と聞いた。持主の女性は「どこへ行ったか、分からない」と答えた。

話がここまできて私は分かった。その僧侶は普通の和尚ではない。高僧だと思えば、おかしくない。今その火事の後の写真を持っている。

私の見たところ、あの僧侶は普通の和尚ではない。体に相当な宇宙の粒子を漲ぎらせている高僧ではないか？　よく考えてみれば、前後左右の別荘が全部焼かれているのに、真ん中の別荘だけが完全に無傷であったなどということは考えられない。唯一可能なことは、そのビルマの僧侶が自身の体に持っている宇宙の粒子で、その別荘を守ったのではないかという

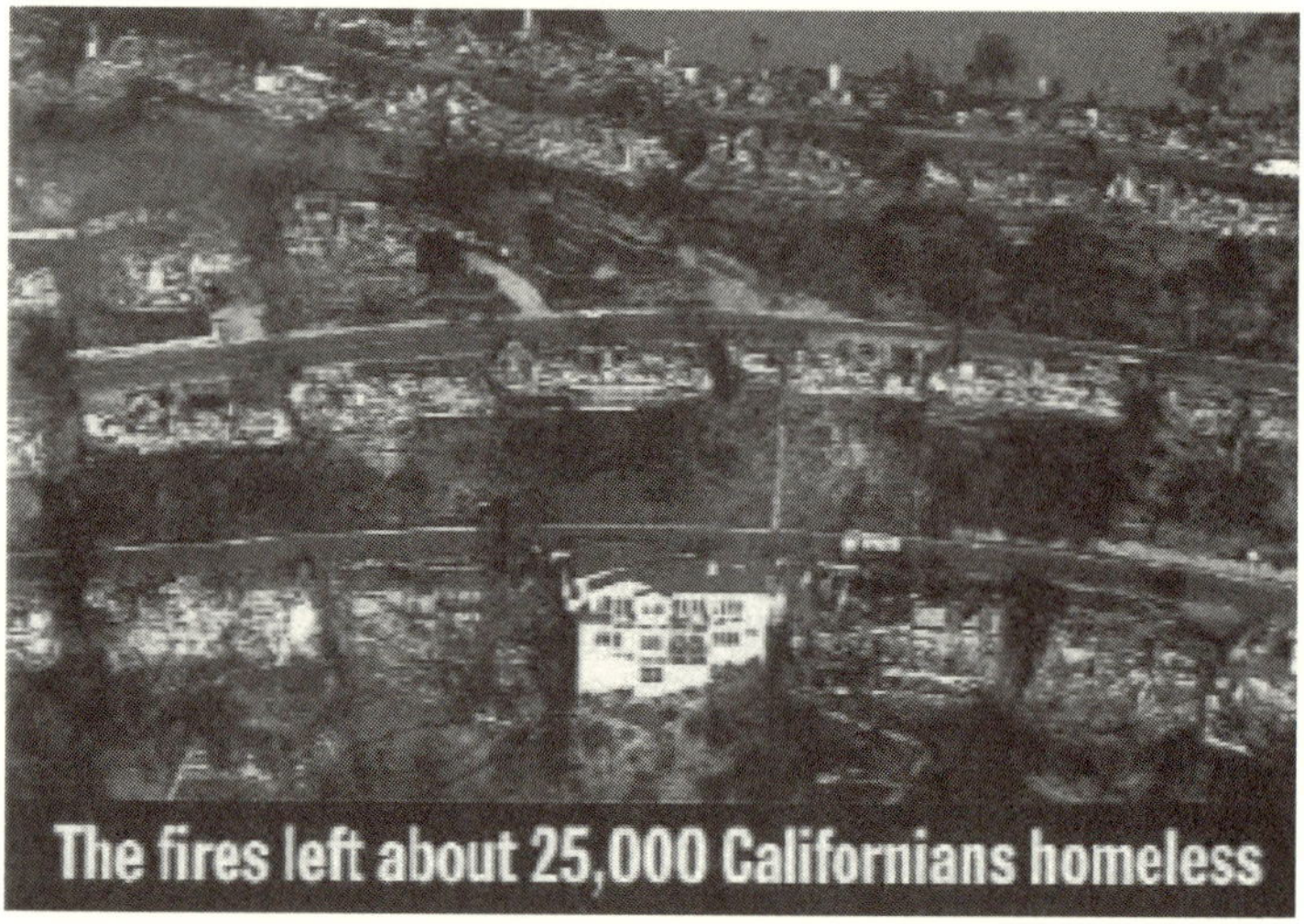
The fires left about 25,000 Californians homeless

ことだ。
お釈迦様はなぜ「仏法は果てなし」とおっしゃったか。それはこういうことだ。
宇宙の粒子はその僧侶の体を危険から守れるだけではなく、僧侶の周りのものまで危険から守るということだ。これは本人にしか分からない。物理的な形で人に見せることはできない。そのため、お釈迦様は「言えない、言えない、言うと間違える」とおっしゃった。
これは、その写真だ。

九　気功は仏道に通ず

それにはいろいろな伝説があるが、ほとんどが感情的で、お釈迦様を美化して述べるためのものだ。純粋な修行者の私はこう考えている。

✲お釈迦様が出家された理由

例えば、お釈迦様は「静功・禅」の訓練をしている時、人に邪魔してほしくない。もし、親友が何かの用で来たら断ってもいい、奥さんと子供が来たら断ってもいい、しかし、国王のお父さんが来たら断れないだろう。お釈迦様は自分の体に漲っている「宇宙の粒子＝舎利」が、その時からどういうふうに体に流れているかを考えていたのではないかと、私は思っている。周りのすべての人々はお釈迦様に漲っている「宇宙の粒子」に対して興味がなくて分からない。その頃のお釈迦様はきっと寂しくて孤独な人だと思っていたのだろう。

お釈迦様には、きれいな妻、かわいい子供と偉大な父親がいる。幸せになる条件はすべて揃っていたが、生活を体験するためでなく、人々を救うために行脚したのである。だから、お釈迦様は、それ以上の、他のことに魅力を感じていたのである。それが仏になることだ。

その頃のお釈迦様はまだ仏になっていないが、なる条件はすべて揃っていたのではないかと私は思っている。だから、これから、王宮に住み続けることに意味を見出せず、一人で出家した。

命というものは一般の人に対しては生命であり、お釈迦様にとっては使命なのである。要するに、お釈迦様は使命を持って、この世界に誕生したのだと私は思っている。

お釈迦様が出家した時、内経すべてが通じていただけでなく、体の六十パーセントほどに宇宙の粒子が漲っていたと思う。お釈迦様は家出をしてからすぐには奥山に禅の修行に行かず、その時、有名な二、三人のヨガの達人を訪れた。お釈迦様が達人のところを訪れた目的は、理論を討論することなどではなくて、自分の体に持っている「宇宙の粒子」についての相手の意見を聞きたかったのだと思う。もし、相手がその「宇宙の粒子」を持っていれば、お釈迦様と一緒に検討できるが、しかし、相手が持っていなければ切磋琢磨できない。

相手の修行のレベルはどのぐらいだったか、一分間で分かったと思う。相手の理論がどのぐらいかではなく、体に宇宙の粒子が漲っているかどうかによるのだと思う。もし、相手がその宇宙の粒子を持っていれば、すぐ答えが出て交流しつづけると思う。仮に相手が宇宙の粒子を持っていなければ話が合わず、いくら討論を交わしても意味はない。交流するには、二人が同レベルほどでなければならない。

例えば、二人は犀《さい》のことを討論するとしたら、二人は犀を見たことを前提にして話を進めるだろう。なぜかというと、牛と違って価値があると言えば、その角なのだ。角の形、位置、大小だ。もし、一方が、犀を見たことがなければ、二人の討論は行き詰まってしまうだろう。

今の世の中では、扉を見たことのない気功流派の家元たちが多いようだ。みな見たふりしているが、実際には見たことがない。これでは困る。これは後世の仏教が衰えていく原因だ。

話を戻して、お釈迦様が出家した原因は二つあると思う。

その一つは邪魔されなく、静かなところに行って、今のレベルよりもっと上を目指したい。もっと上りたい。二つ目は、自分の体に漲っている宇宙の粒子を他の修行者たちも持っているのではないかと思っている。

お釈迦様は相次いで二、三の達人を訪ね、またすぐ離れたそうだ。

✽お釈迦様の悩み

お釈迦様は、この「宇宙の粒子」を体験された第一人者であった。だから「仏祖」と称される。よく考えてみると、なぜ、大勢いる外道の長老たちはお釈迦様に帰依したのか。その上、帰依された人には、国王と王族が多いらしい。もし、お釈迦様の全身にその「宇宙の粒子」が覆っていなければ、孔子のように、お釈迦様の言うことを誰も聞かないだろう。

外道たち、国王や王族たちがお釈迦様に帰依した理由は、仏教理論の素晴らしさだけでなく、人間性の優しさでもなく、お釈迦様の体に漲っている宇宙の粒子が相手を震え上がらせ、相手に変なことを考えさせなかったと私は思っている。

お釈迦様が涅槃《ねはん》に入られ、その弟子たちもいなくなるとともに、その「宇宙の粒子」を持っている長老たちもだんだん消えていった。するとみな仏教理論を熱心に研究するようになるらしい。なぜか？　理論の研究は簡単だから、危ないことは起こらないからだ。

練功の場合、うまくいかないと命を落とす可能性がある。私の場合は五年前の四月、そんなに暑くなかったが畳の上で三日間寝たきりになっていた。練功のせいで気が経絡を通じ、全身が痛くて、汗がびっしょりと出ていた。かけ布団も敷き布団も全部びしょ濡れになってしまった。

お釈迦様が涅槃する前は、いかにこの「法・宇宙の粒子」を後世の人に伝えていくか、悩んでいらっしゃったのではないか。なぜかというと、お釈迦様が変な人に、もし伝えたら世の中を混乱させる可能性が充分あると知っていたからだ。

現代社会においても、この「宇宙の粒子」を身につけるために、前人が倒れると、後人が後を引き継ぐようなことはよくあるが、ほとんどの人は生涯において、この「宇宙の粒子」の玄関の外を徘徊しているのと同じである。私は仕事をしながら練習し、先生と離れているので上達が遅れている。

✼高僧と和尚との違い

高僧と和尚との差とは、どこにあるのだろう。前項で少し触れたけど、高僧とは内経と外部の皮膚が全部貫通状態となっている。要するに、高僧は皮膚だけで呼吸できる。空気を吸う時、毛穴が閉まっていて、吐く時、毛穴が自然に開くようになる。でも、現在の高僧とはすべて仏教理論を研究している学者であると思われる。

お寺に三十年も五十年も住んでいる和尚はただの和尚であり、高僧とは言えない。お寺の住職、気功流派の家元たちは全身に「宇宙の粒子」が漲っているはずなのだ。体の八十〜百パーセント漲っていれば問題ないが、最低でも七十パーセント程度漲っていなければならないのだ。高僧と言えるお坊さんは亡くなって火葬されると、必ず舎利子になるのだと思う。日本の各寺院の住職も中国の名山にあるお寺でも、「宇宙の粒子」を漲らせている住職は少ない。仏になるお坊さんは、もっともっと少ない。私見と経験によれば、十歳から仕事せずに毎日八時間ほど動功を練習していれば、順調に行けば十八歳までには動功に合格するようになる。さらに十年ほどかけて座禅を鍛錬すれば、呼吸で三昧の域に入れると思える。三昧の域に入れば、高僧といえる。

十万人の信者を持っている宗派でも、二人の高僧どころか、たった一人の高僧でもいれば、とても光栄なことである。お釈迦様や達磨大師などは、先天の条件を備えている。それは仕事をしないということだ。

覚悟とは「覚」と「悟」で成立している。その覚悟は、まず座禅により、宇宙の粒子を体に充満させて、確実にその感覚を全身に漲らせることにより、悟ることができることをいう。覚悟とは、仏教理論を習い、たくさんの知識を覚えることではない。高僧の域に達しないと覚悟とは言えない。体に宇宙の粒子が七十パーセント以上充満しないと覚悟になりえない。

お釈迦様は「臨機説法」を行なう。なぜ相手の質問をすぐ説明できるのか。それはお釈迦様の体に漲っている「宇宙の粒子」が助けてくれるからだ。これは凡人はいうまでもなく、アインシュタインですら、お釈迦様を直接見たとしても理解できない。というのは、お釈迦様が宇宙は「宇宙の粒子」により、構成するものなのだとおっしゃった。お釈迦様はつまようじで一瞬に大木を現せることができる。このような超能力現象は、アインシュタインが見ても理解できないのである。

私は他の気功師と交流する時、相手に気功の理論が分かるかどうかや、練習のやり方や、伝承があるかどうかについてのことは一切聞かない。直接体にどのような「感覚」があるか？と聞く。気功の世界では感覚以外のすべては偽造できるが、感覚だけは偽造ができない。宇宙の粒子が体に発生しなければ感覚はないからだ。ちょっと痺れ、ちょっと熱いような感じだ。つまり、練習しない時でも、こういう感じがしているのだ。

✲なぜ、高僧は衣だけ着ていて肌着を着ていないのか

古代の中国の高僧たちはある域に達すると、肌着類を着ていないと言われる。なぜなら、体内のすべての経絡と毛穴が全部通じるようになって、「宇宙の粒子」が皮膚の下と表面を動かしているからだ。もし、ちょっとでも着物を着ていれば、「宇宙の粒子」の体内と、皮膚の表面を流れる時の感覚を感知できなくなる。とても微妙な感覚だから、わずかな障害物でも邪魔になるのだ。だから、座禅をする高僧たちはほとんど衣一枚で、下半身をちょっと隠して洞窟の中で座禅しているのだ。

✻三昧とは

三昧に没頭しているとは、魂が肉体を離れてあちらこちらに漂って行ってしまうことだ。最初は肉体に近いところで遊んでいる、しかし、時には座禅をする人にとっては危ないこともある。もし、魂が遠いところに飛んでしまい、戻ってこなければ死んでしまうことになる。

これがたくさんの修行者たちが死に至った原因である。これは最後の難関だ。この最後の難関を超えなければ生死を超越できない。生死を超脱できなければ、仏にはなれない。仏にならなかったら、また生死の輪廻の中を循環することになる。

三昧に入ったら怖れるべきことがいくつかある。

一つ目は、邪魔な人がいきなり近づいてくること。二つ目は、雷。三つ目は、動物が近づいてきて吠えることである。要するに、音がするものは避けねばならない。このため、たくさんの修行者たちは洞窟に入り最後の難関を乗り超えるわけだ。先生がそばにいて危険から守ってくれれば、それが最善だ。三昧に入っている修行者は、その外観だけを見れば死人と同じに見える。この時、先生以外の人間は絶対近づけないほうが良い。

肉体を離れたばかりの魂は赤ちゃんのようなもので、とても弱いものだ。絶対に魂を驚かさないようにしなければならない、もし、何かの原因で魂を驚かせれば、その魂が肉体に戻って、人間をおかしくしてしまうからだ。

一〇　私と宇宙をつなぐもの

✼私と宇宙の粒子

不思議なことがあった。宇宙の粒子が火傷から守ってくれたことだ。

二〇一二年の二月のある朝、起きたばかりの私はガス・レンジでお湯を沸かし、お茶を淹《い》れようとしていた。右手でコップを持ち、左手は沸騰した片手鍋のお湯をコップに入れようとしていた。寝起きのせいか頭がまだ完全に覚醒していなかった私は、コップの底を上にして持っていた。沸騰したお湯はコップの底を通って右手に流れた。起きたばかりの私はすぐコップを置き、無意識に手を上下に振った。五秒ほどで止めると、手は軽い痛みや軽い痺れ、軽いかゆみがあった。また五秒くらい手を振って止めると、痛みがほとんど消えた。前後合わせて二〇秒ぐらいで痛みが取れた。

私の手にあった宇宙の粒子のおかげで、手を危険から守っていただいた。そうでなければ、手は完全に火傷してしまったと思う。これは不思議なことだ。仮に、科学実験の方法で沸騰したお湯を手にかけたら、百パーセント火傷になるはずである。だから、宇宙の粒子のことを疑ってはいけない。

もし、あなたは粒子のことを疑えば、粒子はあなたを助けてくれない。世の中に宇宙の粒子に疑問を持っているある人間は、科学者たちを招待し実験室で実験するつもりだった。だが、すれば、よく失敗したということで終わっていたと思う。

なぜか？　こういうことだ。粒子は、あなたが粒子を信じてくれないことを知っているから、あなたの実験は失敗に終わるのだ。

修行は苦痛の過程を伴うものだ。

この三週間ぐらい、練習のせいで全身が痛くてブログを作成する気がなくなった。簡単に言えば、体中の気の系統を更新しなければならないということだ。パソコンと同じだ。体に新しいエネルギーを発生させ、それとともに、古いものや、良くないものを追い出さなければならないということだ。

この更新の過程はつらい。尾骶骨の下から上に四センチにわたって割れ目が出ていた。その割れ目からネバネバの液体が溢れてきた。リンパ液のようなもので、それがどういうことなのか、私も分からない。現在はかなり癒合している。

会社を経営する場合、部下に対してこういう言葉がある。

「疑いは疑いを生む、信頼は信頼を生む」

私は宇宙の粒子が、私の体を助けてくれることを知っている。つらくても楽しいのだ。これは「仏と縁を結ぶ」ということだ。ある程度、体に宇宙の粒子が漲っていれば、一般的に不可能のことが可能になる。体に宇宙の粒子がいっぱい漲っていることが分かっても、科学実験の方法で粒子の効果を試してみることはやめた方がいい。

もし、あなたが科学実験の方法で宇宙の粒子の効果を試してみようとすると、粒子はすぐ気が付くだろう。実験はほとんど失敗で終わる。粒子は宇宙のエネルギーであり、我々の人間よりはるか上に存在する生命体だ。しかし、この生命体は形もなく、質量もない。それと縁がある人しか恩恵を受けることができない。通常、宇宙の粒子はなかなか人間の体に入らない。一旦あなたの体に入り込んだら、生涯、離れることはない。

それは、目に見えない一つのファイア・ウォール（防火壁）を体内に形成したのと同じことである。その上、練習さえすれば体内に増え続けるのだ。経絡に漲っているだけではなく、毛穴にまでも漲っていなければならない。これは動功の最高レベルだ。

毎週日曜日、東京池袋にある漢語角で一緒に語学を勉強する一人の女性メンバーにこう聞かれた。

「Ｈｏｓｉさん、そのパワーを体験させてくれませんか」

私は「じゃ、片手を私の両手の間に入れて下さい」と言った。そして、私は両手を左右に伸縮させせながら、「どんな感じですか」と聞いた。ほんの二、三秒でその女性は、「掌にジンジンという感じがした」と言った。私は「これは宇宙の粒子であり、あなたの体内に二十一日ぐらい留まってから自然と消えてしまう」と伝えた。

本物の気功師は病気を治療する時、この「宇宙の粒子」を用いる。これまでたくさんの気功師と知り合ったが、この「宇宙の粒子」を持っている気功師は、私の先生以外に出会ったことがない。高僧になりたければ、体に必ずこの宇宙の粒子を持たなければならない。なければ、ただのお坊さんだ。

どういうふうに気功師に「功」を持っているのかを判断するかは、このように説明している。

1、気功師の顔がしわだらけになっているのか、一目見てすぐ分かる。もし、ある気功師の顔にしわがいっぱいあれば、多分この気功師は気功理論の研究者だと考えられる。気功師が病気を持っていてはいけない。国民健康保険を使ったことがあるか？　私の場合は虫歯治療以外で一度も病院に通ったことがない。虫歯は子供の頃からの病気なので仕方がない。

2、相手は気功歴十年以上なら、内経が通じているか、全部通じていなくてもどのぐらい通じているか、と相手に聞いてみてほしい。気功理論のことならお互いに書き写すことができるが、功のことは体に発生しなければ勝手に言えないと思う。体に功がなければただの愛好者か研究者であり、気功師ではない。

昔、私は内経を通じる時に、畳の上に三日間ほど寝込んでしまった。体が動かなく、まるでたくさんの蟻《あり》が皮膚を突き破って中から外に這い出すような感じだった。

一一　私の気功遍歴

✲私がLW先生を訪ねた経緯

私が東京にいるLW先生のところを訪ねたことを話そう。あれは5年前のことだった。

LW先生は十三歳から名人について太極拳を習得し、途中で気功の訓練をすることになって、三十八年が経っていた。LW先生は多少エネルギーを持っている気功師だ。そのエネルギーが宇宙の粒子であるかどうかは分からない。紹介者の話では、LW先生は自分のエネルギーを放出し、雲を開き、日が出るような技などができるそうだ。

LW先生は都内に住んでいるので、私は喜んで訪ねて行った。LW先生の部屋に入ると、挨拶してから座った。LW先生と私の距離は一・五メートルほどだった。

「LW先生、私の背中は四六時中、まな板のようなものを背負っているような気がします。頭、掌、足の裏にも同じように感じますが、これはどういうことでしょうか」と、私はLW先生に尋ねた。LW先生は「分からない」と言い返すだけ。私はもう一度聞いた。LW先生の答えは同じ「分からない」

これ以上続けて聞いたらまずいと思って、その話をやめた。私は「お腹の調子が悪いので、

ＬＷ先生、診ていただけますか」と頼んだ。ＬＷ先生は「いいですよ」と言って、ＬＷ先生は「天目」で私のお腹の調子を見てくれた（天目は眉間の間に第三の目である、この目は普通の人が退化したため使えない）。

ＬＷ先生の治療法は、私の先生のやり方と違うものだったので、私はソファーから立ち上がりながら、「ＬＷ先生、先生のお側《そば》に近づいてよろしいですか」と尋ねた。私は、ＬＷ先生の手を私の体につけて施術してもらえればいいなと思っていた。思いもよらず、ＬＷ先生は「Ｈｏｓｉ君、近づかないで、何だかあなたが近づくとつらくなるよ」と言われた。仕方がなく私は戻った。この二つで、勝負が分かった。

この勝負は金融戦争と同じで、血が見えない戦争だ。私がＬＷ先生に尋ねたかったのは、自分の背中に感じたものを相手に言わせたいと思っていたからだ。

私は気功の理論を検討するため尋ねたのではない。午後一時から七時までずっとＬＷ先生との話し合いが続いた。五時間半ほど、ＬＷ先生は太極拳から仏教、道教、気功の各流派及びその館長たちについてしゃべり続けた。ＬＷ先生は気功の訓練の順番も分からないが、毎日練功している。

ＬＷ先生だけではなく、他の気功師と会った時、みな「癌などの病気を治療する時、患者さんの悪い病の気が自分の体についてくることで、体が悪くなった」と主張する気功師が多かった。実は、相手はこういうふうに言うと私はすぐに分かった。彼らの内経がまだ通じていない。もう一つは、彼らの内経にはあまりエネルギーが漲っていないということだ。

自分の修行と仕事から、これまでに何人かの気功師を知っている。彼らは気功において専一ではない。なぜなら、今日、少林気功を練習し、半年経ってからチベット気功を始め、また時間を経って道教の気功に興味を持ち始めるからだ。こういった研究家が多いらしい。これらの気功愛好家の体に気功のエネルギーはないと思われるが、彼らが気功に関する知識を話すと、得々といつまでも続ける。

気功を練習する私は井戸を掘る人のようなもので、練習で「功」が発生できなければ、地球を掘り抜けるくらい練習する。

✲気功の基礎である動功とヨガ、太極拳との違い

1、提収＝提肛収腹とは、「肛門（会陰ツボ）を持ち上げて腹部を引っ張り上げる」ことだ。

動功の中には「提収運動」というやり方がある。手を降ろす、左右に広げる、上に上げる、前に出す、脇を回すというふうに全部で五種類の動作があるが、それを行なう時には、すべてにこの「提収」を行なう。これはヨガにも太極拳にもないらしく、他の運動法にもないらしい。これが動功と他の運動法の決定的に違うところだ。また提収と呼吸と念力とすべて足の指で大地を掴むの四つを合わせてゆっくり動くことだ。

この「提収」を軽視してはいけない。ほとんどの病気を予防できる良薬だからである。健康の大元と病気の大元は全部お腹にある。例えば人間は死ぬと、最初に腐る箇所は頭や心臓でもなく、手や足でもなく、お腹なのだ。だから、「提収」はほとんどの病気に対して効果が

ある。

ヨガはインドから発祥した健康法だ。原始のヨガは武術の一種に当たる。昔、中国でヨガの有名な達人といえば達磨大師であった。達磨大師はインドから来た高僧だ。達磨大師は嵩山少林寺でヨガの訓練をし、最高のレベルに達したと思う。ヨガの最高のレベルとは、すべての経絡が通じていて、それだけではなく毛穴も開いているはずだ。もちろん体にはたっぷりエネルギーが漲っている。

この段階になると、静功（禅）のステップに入れると思う。現代のヨガはほとんどが変容している。要するにヨガ体操のようなものだ。これは時代の流れで仕方がない。

ヨガのレッスンに参加したことがあるが、バンタの動作は一度も体験しなかった。ヨガの中のある動作は難しく、中高年に合うとは思えない。ヨガは柔軟体操としてはいいと思うが、体を健康にさせる運動法だとは、いまいち思えない。

ヨガの練習により確かに体が柔らかくなる何かがある。現在のインドのヨガでも、エネルギーが出るヨガはほとんどないらしい。今の中国の気功では、私の知っている範囲では、宇宙の粒子が出る人はほとんどないらしい。

2、「強身」は体が強くなり、「健体」は健康な体になるということだ。

これは太極拳や他の拳法を学ぶ目的か、スローガンだ。太極拳の原始的な目的は相手を倒す、あるいは相手を潰すような護身術だ。昔、中国では多くの太極拳の達人たちは病気をし、四十歳、五十歳で亡くなったそうだ。これでは「強身健体」の目的に当たらないだろう。

昔の太極拳の達人たちにはエネルギーがあったと思う。強敵を倒すためにエネルギーを手、足、丹田に集めた。手と足の経絡が通じているようだったが、任脈、都脈と中脈は、どれも通じていないように思う。有名な太極拳の名手「汪永泉」先輩は、晩年は車いすの生活となった。

それにしてもエネルギーで相手を一瞬に簡単に倒す、その動画をYoutubeで見られる。だから、「強身」は納得できるが、「健体」はなかなか理解できないだろう。

「強身」とは、二つの意味がある、一つは欧米式の筋骨隆々タイプであり、二つ目は気功の訓練を通じて内臓を元気にするタイプだ。内臓の循環系統が元気になってこそ、体の表面に「神」が自然に現われるのだろう。

気功の目的の一つは「健体・強身」だ。要するに「健体」が先であり、その次が「強身」なのだ。順序が違ったら、もたらされる結果は違う。これは自然の摂理だ。

太極拳かヨガをうまく習得すれば、自分より大きな強敵を倒すのは簡単だが、体を健康にするという説に私は納得できないところがある。当然、太極拳を習得して病気から解放された人がいる。これは私が気功を鍛錬して得た経験と違う。

「強身」と「健体」はちょっと違う。これは「養」と「育」の関係に似ているが、違うものだ。この提収こそが健康には大きな影響を与え、決定的になると言える。

動功に合格できるどうかの、もう一つは経済能力によるものだ。動功があるレベルに達すると、毎日眠い状態が続く。その状態が何年も続くかもしれない。それは体の気と血が更新しているからだ。こういう状態に入ると仕事ができない。仕事をしなければ収入はなくなる。収入が途絶えれば、生活費はどうするか。面倒を見てくれた親はほとんどいない。お釈迦様の親でも修行をサポートしてくれなかった。私の親もそうだった。

仕事をしながら練習するしかない。だから動功の合格が遅れた。もちろん動功の第一の目的である健康になるのは難しくない。体にエネルギーが出せるかどうかは何とも言えない。

3、健康の中身

前述の通り、健康かどうかは、循環系統とお腹の中のいくつかの器官の状況次第だ。要するに大腸、小腸、膀胱、胃、前立腺、子宮、卵巣及び周辺の末梢神経、毛穴、毛細血管、微循環系統であり、それに次いで、胆、膵臓、肝臓、リンパ系統などの調子次第だと思う。

西洋のような屈強な筋肉を持つことは、健康だとは思えない。西洋の運動法は栄養を筋肉に供給する。気功の運動学は循環系統と内臓に提供することだ。

気功の運動は筋肉をきれいに見せるためではなく、臓器が健康になることで、バランスをとるのが目的だ。根本的に考えが違う。西洋医学には養生という概念はない。

気功の鍛錬の順番は「健体」、それから「強身」だ。まず、体を健康にして、その次に、自然にエネルギーを発するようにする。本当の健康、あるいは体が強くなるかどうかは、エネルギーが出るかどうかが大事なのだ。

一二　さあ、気功の練習を始めよう

✻気功の練習の順序と操作の仕方

外導内行《がいどうないこう》とは、体を動かすことで体の中に潜んでいるエネルギーが発生することだ。体の「動き」によって、先天のエネルギーが発生するようになる。最初に出たところは私の経験で掌のツボからだ。その後、練習を重ねるに連れて、そのジンジンする感覚が足の裏のツボまでに広がっていく。続いて頭、背中とだんだんに全身に目に見えないエネルギーが漲っていく。そこから「静功・禅」の段階に入るのだ。

この見えないジンジンする感覚のエネルギーが体に感じられたら、体の免疫系統も「鬼に金棒」状態にあることを意味する。病気にかかりにくくなる。エネルギーの量が増えるとともに、体はだんだん先天に戻る。その上、とても不思議な現象が起こると考えられる。

例を挙げよう。

動功は地下から石油を汲み上げるような仕組みと同じであり、静功（禅）はその真っ黒な液体を工場で精錬する過程と同じようなことである。汲み上げてから、精錬するのである。この二つの順番を間違ったり、抜かしたりしてはいけない。もし、いきなり禅の段階に入れば、偏差になる可能性は大である。

私が動功を練習する時は、真夏でも冷房をつけないため、部屋の中の温度は三十七度ぐらいになる。一回で一時間二十五分かかり、二回すれば二時間五十分かかる。動功が終わると、足の下に敷いていた四枚のタオルケットは汗でびっしょりになる。何と下のカーペットまで濡れてしまい、まるでマラソンをした後のようである。

マラソンについては、前項で少し述べた。同じ運動でも、同じ汗をかくことでも、体にもたらされる結果は全然違う。マラソンは筋肉の運動であり、エネルギーを消耗する運動でもある。動功は内臓の運動で、体の気の循環系統のバランスをとるための運動だ。

私は体にエネルギーが漲っているせいか、薬やサプリメントどころか、ちょっと栄養がある一般的な食べ物でも食べられない。食べたら、興奮して夜、眠れなくなる。例えば、ふかひれ、アワビ、蜂蜜入りのドリンク剤、コーヒー、バター、チーズ、ピーナツなどまったく食べられない、もちろん嫌いなわけではない。誰でも気功の訓練で内経が通じるようになれば、栄養食品はいらなくなる。もちろん病気になる可能性もない。その上、歳をとればとるほど元気になる。

これは、世の中の他のすべての運動と違うところだ。他の運動や技能は、歳を取るとともに衰えていく。だが、気功の練習はその逆だ。

準備式では目を閉じ、両足を肩幅まで開いて指先を地面に向ける。膝を少し曲げる。

第一セットは、鼻でゆっくり空気を吸うことから始まる。

鼻でゆっくり空気を吸う時は、両手をゆっくり持ち上げると同時に、会陰ツボを最大限に持ち上げる。腹部もいっぱい上までひっぱり上げる。足の指でしっかり地面を摑む。念力は地球の内部の白い霧のようなものを掌の労宮ツボを通し、丹田まで吸い取るように意識する。口から空気を吐く時は、先ほどの手を脇腹の両側にぎりぎりまで近づけ、掌を下に向け、ゆっくり下まで押し出す。念力は先ほどの丹田に吸い取った地球の白い霧のようなものを掌の労宮ツボを通し、地球の中心まで押し出す。腹部もゆっくり膨らませながら足の爪先をゆっくり放す。これを繰り返す。

第二セットは、口から空気を吐くことから始まる。

第一セットを終えて手を脇腹の上に持ち上げて掌を両側に向けてゆっくり押し出す。念力は先ほどの丹田に吸い取った地球の白い霧のようなものを掌の労宮ツボを通し、両側の遠いところまで押し出す。腹部もゆっくり膨らませながら足の爪先をゆっくり放す。

鼻でゆっくり空気を吸う時は、両側に押し出した両手をゆっくり戻すと同時に、念力は両側の遠いところから白い霧のようなものを掌の労宮ツボを通し、丹田まで吸い取るように意識する。会陰ツボを最大限に持ち上げ、腹部もいっぱい上までひっぱり上げる。足の指先でしっかり地面を摑む。これ繰り返す。

第三セットは、口で空気を吐くことから始まる。

第二セットを終えて両手が左右の耳のところに持ってくる。掌を上に向けて指先を後ろに向ける。ゆっくり上に押し出す。念力は先ほどの丹田に吸い取った両側のエネルギーを掌の労宮ツボを通し、空の遠いところまで押し出す。腹部もゆっくり膨らませる。

鼻で空気を吸う時は、両手を下ろす時、指先を上に向けて、念力は空の遠いところから白い霧のようなものを掌の労宮ツボを通し、丹田まで吸い取るように意識する。これを繰り返す。

第三セットを終えて両掌を前に向け、指先を上に向ける。ゆっくり前に押し出しながら念力は先ほど丹田に吸い取った空のエネルギーを掌の労宮ツボを通じて遠いところまで押し出す。

第四セットは、口で空気を吐くことから始まる。腹部もゆっくり膨らませる。

鼻で気を吸う時は、両手を戻す時、指先を前に向けて、念力は前の遠いところから白い霧のようなものを掌の労宮ツボを通し、丹田まで吸い取るように意識する。これを繰り返す。

第五セットは、両足を肩幅まで開いて、まず右足に体重をかけたまま、体をゆっくり左に回す。空気を吸うと同時に、会陰ツボをゆっくり持ち上げて腹部を引っ張り上げる。右手を左手の上にのせて額の前までゆっくり両手を挙げる。それと同時に念力は地球内部の白い霧のようなものを掌の労宮ツボを通し、丹田まで入れる。空気を吐く時は、体をゆっくり右に回すとともに両手を外側に向けて円を描くように体の横から手を降ろす。念力が先ほど吸い取ったものを、掌を通し天の彼方まで押し出す。腹部もゆっくり膨らませる。

体をゆっくり右に回し空気を吸うと同時に、会陰ツボをゆっくり持ち上げて腹部を引っ張り上げる。左手を右手の上にのせて額の前までゆっくり両手を上げる。それと同時に念力は地球内部の白い霧のようなものを掌の労宮ツボを通し丹田まで入れる。腹部もゆっくり膨らませる。このように繰り返す。

最終セット（収功）は、第五セットが終わってから両手を下ろし、股の外側にもってくる。鼻でゆっくり空気を吸いながら会陰ツボを最大限に持ち上げる。腹部もいっぱい上までひっぱり上げる。足の指でしっかり地面を摑む。両手の掌を左右の外側に向け、伸ばしてゆっくり両手を上に上げる。両手を両側から円形を描きながら頭の上まで持ってくる。それからゆっくり空気を吐きながら腹部をゆっくり膨らませ胸の前を通過させる。手の指先を向い合わせながら丹田のところに持ってくる。男性は左手が右の手の上に、女性は右手を左手の上にのせ、ゆっくり丹田につける。意識が宇宙の霧のようなエネルギーが掌を経由して丹田に収まる。最後まで目を閉じる。

✼なぜ、偏って伝わったのか

日本のお寺でも中国のお寺でも、大抵いきなり座禅（静功）のステップに入る。体中の内経は全部詰まっている状態では、いくら座禅を組んでも開くわけがないだろう。もし、内経が詰まったままで、座禅によって気のエネルギーを生じさせたら、その気が体中をめちゃめちゃに駆け巡って、とても苦しいはずだ。これは偏差だ。だから、練功は他の仕事と同様に手順が大事なのだ。この順番を間違ったり、抜かしたりしてはいけない。

私は大勢の練功者を知っている。その多くが何十年の歳月をかけても全然効果がないように、できるようになった人は一人もおらず、理論的なことをしゃべれるだけだ。その流派の館長でも、エネルギーがあるどころか病気だらけの体だ。正しい順番で練功すれば絶対に病気にはならない。病気になるのは、体の経絡にまだ完全に通じていないからだ。この手順が鉄則だ。

今、世の中には、気功師の育成講座がたくさんある。半年訓練し外気を出すようになれば、一流の気功師になれるという宣伝文句がある。それは無理だろう。そんなに簡単に気功師になれたら、病院はいらないだろう。

内経が通じていない気功師はたくさんいる。ヨガでも、太極拳でも、少林拳でも、合気道なども、すべて「動功」の範囲にある。

動功の目的は二つで、内経を通じさせることと同時に、エネルギーを発生するようになることだ。ほとんどの人はこういうことを知らない。誰でも早くパワーをもらうために、いきなり「座禅」の段階に入る。結果としてはたくさんの人が偏差になった。

「意守丹田《いしゅたんでん》＝意丹」とは、念力で丹田に意識を集中させることだ。これは武術用語だ。現在、たくさんの気功修行者が、「動功」を飛び越えて、いきなり「禅」の「念力で丹田に意識を集中させる」段階に入り込む。これはとても危ないことだ。なぜかというと、丹田を盥《たらい》に、念力を火に例えると、盥の中に必ず水＝「エネルギー」がなければ、火で盥を空炊きすることと同じだから。結局、盥が壊れるだろう。私の気功の練習で「動功」の場合はこういうやり方ではない。

人間の体には、血液の循環を行なっている道がある。リンパはリンパの道がある。気功の気にも、その循環の道があるべきだ。もちろん、この気の道は見えないものだ。気が発生する前に、その道を先に開かなければならない。

気の道を開くことは「動功の練習をする」ことでしかできない。もちろん他の運動法でも構わないが、他の運動では、健康になることやエネルギーを発生できるものは今までなかったようだ。動功を練習することによって経絡がだんだん開くようになる、開くようになるとともにエネルギーも少しずつ経絡に漲ってくる。そのエネルギーはあなたが練習すればするほど全身に漲ってくるのだ。

✲武術と気功

武術と気功は瓜二つのようなものだ。簡単に言うと、武術は丹田にあるエネルギーを念力で掌に集中させ、それを出すことによって強敵を倒すことだ。昔の中国の武術名人は、エネルギーがあっても病気で倒れる例は多いらしい。太極拳の名人には五十歳前後で亡くなった方が何人もいた。彼らは任脈と都脈が通じていなかったと思う。この二つの脈は健康にかかわるのだ。

気功の場合、そのエネルギーを丹田に集中させず、全身に散らすことだ。すると体におけるすべてのツボ、経絡、毛穴にまでエネルギーが漲ってくるようになる。全身にエネルギーが漲っている状態で、初めて禅の訓練のステップに入るのだ。

正直に言えば、この練習過程はとてもつらいことだ。話し相手さえもいない。これはお釈迦様が出家した理由なのではないかと思う。お釈迦様や達磨大師など、全部武術の達人だと思う。すべての武術は全部「動功」の範囲で行なれている。

中国の古代武術の達人の一部は、武術のレベルに達すれば、武術をやめて修行の道に入る。それを「棄武従道」と言う。だから、武術と気功の基礎である動功は同じなのだと思う。違うところはエネルギーが出てからのことだ。要するに、出たエネルギーをどういうふうに全身に行き渡らせるかということであり、つまり、一点に集中させせないということだ。これは「仏の道」でもある。

✲動功と座禅の関係は第二の目的だ

動功の合格は、毛穴にまでも宇宙の粒子を漲らせる状態になることだ。動功に合格してから座禅の段階に入れるのだ。座禅は意識で体内のエネルギーをコントロールし、体の一番薄いところを繰り返し行ったり来たりする。いつの日かそのエネルギーがあなたに馴染んで、あなたの命令通りに動くようになれば、次の段階に入れる。

実は座禅の訓練は難しくない。難しいのが毎日の時間の続きだ。座禅の最高のレベルは、体内のエネルギーと宇宙の粒子と一緒になることである。要するに、座禅で恍惚の状態に入ると、宇宙の粒子があなたの体に入り込む。これは仏になるということだ。

私の将来の目標はもちろん仏になりたいと思っている。目標を達成できるかどうかは分からない。二番目の菩薩になってもいい。三番目は、羅漢の段階になっても悪くない。

この宇宙の粒子は、歴代のお寺の住職、仏教の高僧、道教の道士、気功の修行者たちが、生涯精力を出し尽くして求めた最終の目標だ。

ある宗教団体の館長、あるいは気功グループの宗師たちはチベットに行った。行く目的はその超自然の能力を得るためだ。正確に言えば超自然能力ではなく、その能力を支える「宇宙の粒子」を手に入れようとしていたのだ。

その上、この人たちは生涯をかけて命を落としそうになりながらも繰り返し練習し、それでもなかなか手に入らなかった。不思議なのは、お釈迦様は体全体にこの「宇宙の粒子」が漲っていたことだ。これが運命だ。

私の知っている何人かは、生まれながらにこのエネルギーを持っているが、残念なことに、彼らは自分の持っているエネルギーを知らなかった。彼らの家族も知らなかった。むしろある人は自分が病気になったと思っていた。

なぜかというと、そのエネルギーが間違ったところに集まれば苦しく感じてしまうからだ。そして、生涯苦しくなり、どんな病院で検査しても、その原因は分からなかった。

✲宇宙の粒子と健康回復

この項は私の推測であり、実験はしていない。

脳血栓による半身不随（六十歳）の患者を例にする。

毎日少なくとも五時間以上、提収の訓練を行なえば、三年ほどで不随の半身を動かせるようになる可能性は、六十五パーセントほど向上すると私は推測している。可能性は三年間の訓練で、患者の体内に「宇宙の粒子」が生まれるかどうかだ。

この約三年間で、体内に「宇宙の粒子」が発生すれば、仏様と縁が結ばれる。一旦、この縁結びができたら、脳の中の死んだ細胞が蘇る可能性はあると思う、たぶん西洋医学はこういうことを認めないだろうが、気功の立場から考えれば可能性はある。

「宇宙の粒子」は体の壊れた機能を自動的に修復する機能を持つ。この修復の過程は全部目に見えない。つまり見えない手術と同じだ。

この世の中で、最初、不可能なことは想像によるもので、可能なことはすべて実行されてきたものである。みなさんは多分、その「宇宙の粒子」はそんなに不思議なパワーが持つかと疑うだろう。答えは「イエス」

「宇宙の粒子」は宇宙のエネルギーだ。宇宙は宇宙の粒子により出来上がるものだ。そんなに簡単には体に入らない。自然の摂理に合わせる訓練によって一度、宇宙の粒子が人間の体に入ってしまうと、仏様と縁を結ぶことと同じになる。死ぬまであなたの体から離れない。体のどこに病気があるかは全部知っている。自動的に病気を治すというのは、細胞や組織に傷をつけないことであり、これは西洋医学において認められないことである。

宇宙の粒子が体から離れないのは、二つの条件があるからだ、

一つは、宇宙の粒子を疑ってはならない。二つ目は、毎日練習しなくてはならない。もし、

今日練習して明日休んだら、それで無効になる。また、宇宙の粒子が最初に発生するところは、掌だ、もし、何かの用事で半年ほど休んだら、消えるかもしれない。掌と足の裏、背中と頭に全部漲っている感じになれば、消えることはない。誰かがあなたを休ませようとしても休みたくないと思う。ひどい病気かストレスを持っている人こそ、練習に合うと思う。

前述のＬＢ先生のように、たったの二十分で、あの、おばあさんのように何十年の疾病がとれた人もいる。どういうわけで三十年ほどの病がとれたのか、私の考えでは、それは宇宙の粒子である。

自分の練習の方法とＭさんに教えた良い例と、二十年間積み重ねた経験からまとめたものを、これから少しずつ紹介する。これを参考に練習すれば深刻なストレスから解放できると考える。

Ｍさんは、心臓肥大などの手術寸前から解放されて今、ものすごく喜んでいる。実際、ほとんどの病気は気によるものだ。それが分かれば、対応できると考える。癌や糖尿病などのようなひどいストレスは、西洋医学では難しいなら、気功の方法で試してみるのもいいだろう。

✲結語

あるヤギのおじさんは親を失った五羽の白鳥を引き取って世話をした。ヤギのおじさんは毎日白鳥に走りを教え、白鳥たちは毎日走りを練習した。

ある日、空に一羽の大きな白鳥が飛んできて、眼下の走りを練習する五羽の白鳥に、

「あなたたちは空を飛べる動物なので飛んでみて下さい」

と声をかけた。五羽の中の一羽が勇気を持って試しに空を飛んでみた。続いて残りの四羽が飛ぼうとしているところで、ヤギのおじさんがちょうど戻ってきた。すると空の大きな白鳥に、

「ばかもの、もし落ちて死んだら、あるいは怪我をしたら、あなたが責任をとるのか？」

と大きな声で叫んだ。ヤギのおじさんはそばで呆然としている四羽の白鳥に向かって、

「ちゃんと走りを練習したら、明日、みなを連れて山登りに行くよ」

と話した。四羽の白鳥はお互いを見合って、また走りの練習を繰り返した。大空にいる大きな白鳥は、飛んできた一羽の白鳥と一緒に飛び去った。


そう！　なりたい自分、得たいもの、望むもの、理想としているすべてのものは、

「気から始まる！」

最後になりましたが、本書のために日本語の添削にご協力をいただいた左記の方々（順不同）に、心より感謝申し上げます。

岩本美穂さん、三浦恵さん、ＭＡＫＩさん、梅津悠さん、尾崎貴生さん。

ありがとうございました。

【著者紹介】
李　瑞星（り・ずいせい）
1963年12月15日、北京で生まれる。
1988年、来日。
気功整体師。気功研究、実践歴20余年。

李先生の気功健康講座

2017年3月15日　第1刷発行

著　者　李　瑞星
発行者　濵　正史
発行所　株式会社元就《げんしゅう》出版社
〒171-0022 東京都豊島区南池袋4-20-9
サンロードビル 2F-B
電話 03-3986-7736　FAX 03-3987-2580
振替　00120-3-31078
装　幀　クリエイティブ・コンセプト
印刷所　中央精版印刷株式会社
※乱丁本・落丁本はお取り替えいたします。

ISBN978-4-86106-252-0　C0077

癒しの現代霊気法

伝統技法と西洋式レイキの真髄

土居 裕・著

霊気法はストレスを解消するためのリラックス法として、素晴らしい効果を発揮します。「悟り」に近づくための究極の霊気活用法。

■定価一四〇〇円＋税

レイキ　宇宙に満ちるエネルギー

レイキで健やかに、安らかに、豊かに生きる

土居　裕・著

レイキとは、最新の科学によれば、宇宙も、宇宙に存在するものも、みな波動でできています。私たちの周囲には波動が充満し、私たち自身も波動だというのです。レイキも、そのような宇宙に充満する波動のひとつです。

レイキとは、レイキエネルギーを活用して「私たちの人生を安らかに、豊かに、価値あるものにしよう」というもので、「病気や悩み、怒り、心配などの不調和な波動と響き合わないよう、自己の波動を高める」ことをめざします。

■定価一七〇〇円＋税

青木文紀・著

ヒーリング・ザ・レイキ

実践できる癒しのテクニック

レイキ、ただひとことの言葉。すでにこの言葉の内側には「すべて」が含まれています。レイキとは治し、助け、癒すエネルギー。大いなる愛とともにヒーラーが語るレイキの本質。

■定価一四〇〇円＋税